Hormone als Dirigenten des Stoffwechsels
sind unser Lebenselixier

Christa Merker

Hormone als Dirigenten des Stoffwechsels sind unser Lebenselixier

oder
das zusammenhängende Denken
in der Medizin

Erfahrungen aus meiner
gynäkologischen Praxis

Bibliografische Information der Deutschen Nationalbibliothek:
Die Deutsche Nationalbibliothek verzeichnet diese Publikation
in der Deutschen Nationalbibliografie;
detaillierte bibliografische Daten sind im Internet über
http://dnb.d-nb.de abrufbar.

© 2009 Christa Merker
Satz, Umschlagdesign, Herstellung und Verlag:
Books on Demand GmbH, Norderstedt

ISBN: 978-3-8370-4881-0

Inhaltsverzeichnis

Die Literaturangaben wurden in den fortlaufenden Text eingefügt.

Vorwort

Die Wissenschaft ist nichts anderes als das Nachempfinden der Realität, gepaart mit einem Schuss Phantasie zum Aufspüren der Realität.

Die Medizin als Wissenschaft der frühestmöglichen Erkennung der Ursachen und Auswirkungen von Gesundheitsstörungen sowie deren Behandlung muss die Hormondiagnostik und -therapie stärker einbeziehen und erforschen.

Die Korrektur der Hormone in Form einer Schlüssel-Schloss-Beziehung und die Korrektur der Steuerung der Hormondrüsen bei den verschiedenen Erkrankungen dürfte die kostengünstigste Alternative im Sinne der weltweit notwendigen Gesundheitsreform sein.

- *Das erfordert aber ein „Denken in Zusammenhängen" in den einzelnen Organsystemen sowie ein „Denken in der höheren Dimension" – in der Welt der Hormone.*

Ich las bei meinem Partner, Herrn Rudolf Schäfer, 1999 ein Buch mit dem Titel „Denken in Systemen", welches er von seiner Firma FESTO, in der er als Beratungsingenieur tätig war, geschenkt bekommen hatte. Ich sagte ihm damals: „Das ist aber ein schönes Buch." Mein Partner sah mich daraufhin an und sagte: „Ja, das Buch ist schön, aber der Titel sollte besser heißen ‚Denken in Zusammenhängen', da gerade in der Steuer- und Regeltechnik in Zusammenhängen gedacht werden muss."

Hormone verhalten sich wie in der Steuer- und Regeltechnik. Damit sah ich mich in meiner neuen medizinischen Denkweise bestätigt. Leider ist mein Partner 2000 verstorben. Nach seinem Tod begann ich, dieses Buch zu schreiben. Er hat mein Leben nachhaltig beeinflusst.

Durch die Worte meines Sohnes Torsten Merker „Es werden viel zu viel Daten erhoben, aber nicht ausgewertet" wurde ich ermuntert, meine Gedanken zu Papier zu bringen.

- *Besonders hat mir mein Sohn Tobias Merker, Student an der Philosophischen Fakultät in Wuppertal, mit richtungsweisenden Gedanken geholfen. Er gab mir in unzähligen Gesprächen Anregungen und er brachte Systematik in das Wissen über geordnetes und ungeordnetes Wachstum, vom Überfluss bis zum Chaos, über Gleichgeordnetes und Übergeordnetes bis hin zum Denken in einer höheren Dimension – in der Welt der Hormone. Ohne ihn wäre das Buch nicht so zustande gekommen.*

Mein Dank gilt auch meinem Zytologen, Herrn Dr. Wigbert Herting aus Wuppertal, der mir mit seinen schönen, präzisen zytologischen Befunden half, hormonelle Zusammenhänge zu erkennen. Er gab mir viel Rückhalt, da er meine Untersuchungsergebnisse mit Nachdruck bestätigte.

Mein Dank schließt auch meine alten Lehrer in der Schule, besonders meinen Klassenlehrer Herrn Uhlemann, ein, der im Biologieunterricht uns immer wieder die Entwicklung vom Niederen zum Höheren erklärte und abforderte (Fische, Lurche Kriechtiere, Vögel, Säugetiere). Der Vogel ist ein höher entwickeltes Tier als das Kriechtier. Daher wusste ich, dass das Ei eher da war als die Henne.

Mein Dank gilt meinem Ehemann Joachim Merker, mit dem ich 29 Jahre meines Lebens teilte und der mir als Lehrer für Biologie und Chemie ökologische Zusammenhänge in der Natur vermittelte.

Meinen Dank möchte ich besonders meinem damaligen Chefarzt, Herrn Medizinalrat Dr. med. Arnold Trülzsch, sowie meinem Oberarzt, Herrn Dr. med. Eckardt, aussprechen, die mir das Rüstzeug für die Frauenheilkunde mitgaben.

Besonders aber danke ich meinen lieben Eltern, die mir trotz schwieriger Umstände mein Medizinstudium ermöglichten.

1. Einführung und Methodik

Nach über 30-jähriger Tätigkeit als Frauenärztin habe ich meine Erfahrungen nach und nach zusammengeschrieben. Sie begründen sich aus meinen Erkenntnissen bei meiner Arbeit im stationären und ambulanten Bereich.

Schon im Studium der Medizin fiel mir auf, dass das Wissen in der klinischen Medizin nicht wie in der Mathematik, Chemie (Ordnung der Elemente im Periodensystem), auch in der Biologie (die Entwicklung vom Niederen zum Höheren) systematisch geordnet war. Wir lernten zwar den Menschen kennen in seinen einzelnen Organsystemen, aber nie im Zusammenhang zwischen den einzelnen Fachrichtungen.

Deshalb entsprechen meine Ausführungen auch nicht immer der Schulmedizin und sie erheben auch keinen Anspruch auf absolute Richtigkeit und Vollständigkeit. Unter dem Kosten- und Zeitdruck in einer gynäkologischen Praxis ist dies auch gar nicht möglich. Außerdem werden mit jeder Erkenntnis immer wieder neue Türen geöffnet, die neue Fragen aufwerfen.

Wie bin ich darauf gekommen, dass die HORMONE DER ÜBERBAU DER MEDIZIN sind?

1986 ließ ich mich als Frauenärztin nach circa 14-jähriger, vorwiegend stationärer Tätigkeit in Remscheid nieder. Zunächst befasste ich mich intensiv mit dem Ultraschall, speziell mit dem vaginalen Ultraschall.

Ungefähr zeitgleich begann ich, angeregt durch Herrn Prof. Saling aus Berlin, bei jeder Patientin den pH-Wert in der Scheide zu messen. Damit begann ich circa 1988. Ich fand heraus, dass im höheren pH-Wert vorrangig die Kokken wachsen und im niederen die Stäbchen und Pilze. Zunächst glaubte ich, dass diese Keime einen bestimmten pH-Wert in der Scheide verursachen. Aber nach einer Therapie zum

Beispiel mit Antibiotika entdeckte ich, dass sich oft der gleiche pH-Wert in der Scheide, wie vor der Behandlung gemessen, einstellte und sich nach und nach die alte pathologische Flora (zum Beispiel die Gardnerellainfektion) wieder aufbaute. Daran änderte auch die Partnertherapie nicht viel. Es musste also noch andere Faktoren geben, die den pH-Wert in der Scheide beeinträchtigten. So kam ich auf die Hormone.

Es fiel mir auf, dass bei Einnahme bestimmter Antibabypillen Pilzinfektionen therapieresistent waren. Erst bei Wechsel der Pille verschwand der Soor, wenn unter der neuen Pille der pH-Wert in der Scheide anstieg.

Das Gleiche geschah in umgekehrter Richtung mit der therapieresistenten Kokkenkolpitis, wenn ein Gestagen oder ein Estrogen, kombiniert mit einem Gestagen, zugegeben wurde. Es entwickelte sich meist eine Stäbchenflora.

Mir fiel weiterhin auf, dass bestimmte Antibabypillen bei verschiedenen Patientinnen immer wieder die gleichen mikroskopischen Bilder verursachten. Stimmten die mikroskopischen Bilder mit den Pillen nicht überein, so fand sich so gut wie immer eine andere hormonelle Störung wie eine Hypothyreose. Also mussten auch andere Hormone eine Rolle für die Scheidenflora spielen. Ich verglich diese mikroskopischen Bilder mit den zytologischen Befunden und begann, den Hormongrad in meine Überlegungen einzubeziehen. Je ausgeglichener der Hormongrad (4-3 und 3-4), umso weniger Bakterien und Pilze fanden sich in der Scheide.

Außerdem verglich ich die gewonnenen Befunde mit den Ultraschallbefunden. Der Ultraschallbefund am Endometrium und an den Ovarien ist wie der Hormongrad der Zellen in der Scheide hormonabhängig, und dies nicht nur von den Estrogenen und Gestagenen.

Ich begann weiterhin, die Hormone bei therapieresistenten Beschwerden messen zu lassen, und verglich sie mit den übrigen Befunden.

Angeregt auch durch Herrn Prof. Huber aus Wien verglich ich die gewonnenen Werte mit dem äußeren Erscheinungsbild der

Patientinnen und fand, dass die Körperformen hormonabhängig sind. Bestimmte Hormonstörungen bedingen bestimmte Körperformen der Patientinnen.

So kam ich auch auf das raschere Altern der Frau in allen Lebensphasen bei vorrangigem Estradiolmangel.

Außerdem klagten solche Patientinnen, unabhängig vom Alter, immer wieder über gleiche extragenitale Beschwerden.

Diese Symptomenkomplexe verschwanden mehr oder weniger, sobald das passendere Hormonpräparat eingesetzt wurde.

Es gab Patientengruppen, die immer wieder die gleichen Krankheitsgruppen durchlebt hatten. Bei ihnen fand ich immer wieder den gleichen Hormongrad in der Scheide und die gleiche Keimbesiedlung.

Damit wurde es mir möglich, innere Zusammenhänge sowohl in der Gynäkologie und Geburtshilfe wie auch in anderen Fachbereichen der Medizin zu erkennen.

Es wurde mir andererseits klar, dass jeder Mensch neben seiner feststehenden genetischen Formation auch durch seine von den Eltern mitgegebenen veränderlichen Hormonkonstellation geprägt ist. Diese lässt sich durch Hormongaben verändern, aber auch durch deren Entzug. Sie wird verändert durch Umwelteinflüsse und vor allem durch soziale Faktoren in Form des Stresses.

Während der Anamneseerhebung fragte ich die Patientinnen immer wieder nach gravierenden negativen Ereignissen in ihrem Leben. So bestätigten mir die Patientinnen, die einen Krebs erlitten hatten, dass meist ein einschneidendes Ereignis dem Krebs vorausging. In der Phase ihres Lebens, wo der Stress am stärksten war oder von ihnen abfiel, das heißt, wenn der Hormongrad stark anstieg oder sank, erkrankten sie.

Beweisend dafür ist in umgekehrter Richtung, dass in der Prophylaxe und Therapie der Brustkrebserkrankung in den Hormonstatus der Patientin mittels Antiestrogenen, GnRh-Agonisten und Gestagenen eingegriffen wird.

Mir fiel weiterhin auf, dass Thrombosen entstanden, ohne dass in der Familie ein solches Ereignis je vorkam. Andererseits ist die Möglichkeit, ein mongoloides Kind zu gebären, eher an das höhere Alter der Mutter gekoppelt, was mit der Alterung der Gene zu tun hat und damit mit den Hormonen verbunden ist.

Es wurde mir klar, dass Erkrankungen und auch speziell die genetischen Erkrankungen sekundär über Hormonstörungen, aber auch über eine unangepasste Hormontherapie entstehen.

Demnach müssen die Hormone in unserem Leben eine übergeordnete Rolle spielen und für Leben, Gesundheit, Krankheit und Tod eine große Verantwortung tragen. Als schwingendes System mit relativ langer Wirkung sind sie in der Lage, die von außen auf uns einwirkenden und vom Cortex übertragenen Signale abzuschwächen (Schutzengelfunktion). Je besser wir hormonell ausgerüstet sind, umso besser halten wir den Stress, sei er positiv oder negativ, aus. Dieses System darf aber nicht überfordert werden, da jedes Hormonkostüm wie eine Batterie irgendwann einmal erschöpft ist. Viel gescheiter wäre es, den ständig zunehmenden Stress in unserem Leben zu minimieren, damit die Bevölkerung gar nicht erst krank wird. Die Forderung danach, wie wir dann mit dem noch vorhandenen Stress umgehen, kann nur der zweite Schritt sein.

Alles, was ich niedergeschrieben habe, habe ich an meinen Patientinnen erlebt, aber vieles auch an mir selbst. Nach und nach haben sich die Befunde zu einem Mosaik zusammengefügt, welches aber längst noch nicht vollständig ist. Dieses Mosaik zu vervollständigen, wird die Aufgabe der kommenden Medizin sein.

2. Die Hormone – unser Lebenselixier (Kurzfassung)

2.1. Die Hormone als Stoffwechselregulatoren

■ *Die Hormone als veränderliche Größe sind als Stoffwechsel-regulatoren biochemisch gesehen der Überbau in der Medizin.*

Die Hormone regulieren den Stoffwechsel und somit alle biologischen Funktionen im Körper. Deshalb lassen sich alle Prozesse des Lebens und des Sterbens hormonell einordnen wie die Fortpflanzung, das Wachstum, die Krankheit, das Überleben in akuten und chronischen Notsituationen, das Altern, das Sterben und das Erleiden des Todes. Somit bestimmt die Hormonsituation des Menschen, ob er gesund ist oder krank wird. Zwischen Gesundheit, Krankheit, dem Sterben und dem Tod existieren fließende Übergänge.

Die Hormone sind die Mittler zwischen dem Cortex und dem übrigen Körper. Sie setzen die vom Hirn über den Thalamus (Tor zum Bewusstsein) und Hypothalamus (zentrales Regulationsorgan der vegetativen Funktionen) erhaltenen nervösen Signale in Form der externen und propriorezeptiven Reize (Eigenempfindung des Körpers oder eines Organs) in die körpereigene Sprache um (siehe Abbildung 2 im Anhang, Seite 102).

Die Hormone, die den Stoffwechsel und die Reproduktion in charakteristischer Weise beeinflussen, übermitteln als schwingender Überbau mit längerer Wirkungsdauer zusammen mit der kurz wirkenden nervalen Steuerung die Signale vom Cortex dem Körper.

Die Hormone schwächen normalerweise durch ihre längere Wirkungsweise zu starke Reize wie ein Puffer ab, um das Milieu für die Stoffwechselvorgänge im Körper konstant zu halten. Damit wird verhindert, dass die Stoffwechselvorgänge in den allzu sauren Bereich (Gärung) oder in den zu basischen Bereich (Fäulnis) gelangen. Das Leben ist nur in dem mittleren Bereich in bestimmten Grenzen möglich. Die Hormone haben die gleiche Funktion wie Regelkreise in der Steuer- und Regeltechnik.

Die Wirkungen aller Hormone im Körper müssen im Zusammenhang gesehen werden und nicht in einzelnen fachbezogenen Organsystemen. Damit nimmt das Denken in der Medizin einen neuen Charakter an, nämlich „ein Denken in Zusammenhängen und nicht in Systemen".

Das „Denken in Systemen führt zu Einseitigkeit. Das Interesse gilt vor allem dem eigenen Thema. Das Denken in Zusammenhängen ist ganzheitlicher. Sowohl die Wahrnehmung als auch die Gedanken werden weniger durch Leitlinien eines Systems eingeschränkt oder mit Hilfe der Gesetzmäßigkeiten eines Systems interpretiert" (in Anlehnung an ALLAN GUGGENBÜHL, „Kleine Machos in der Krise", Seite 100, Verlag Herder Freiburg im Breisgau 2006).

■   *Mit dem Denken in Zusammenhängen erobern wir uns eine neue Welt „in der nächsthöheren Dimension" (Zitat von Tobias Merker) – in der Welt der Hormone.*

2.2.   Charakteristik der Hormone

Jedes Hormon zeigt in allen Lebensphasen des einzelnen Menschen immer wieder das gleiche Wirkungsspektrum. Es ist durch ein anderes Hormon nie vollständig ersetzbar oder in seiner Wirkung mit den anderen Hormonen identisch. Aber bis zu einem bestimmten Grad können sich die Hormone zur Aufrechterhaltung des Lebens in einem synergistischen und antagonistischen Wechselspiel teilweise ersetzen. Fällt ein Hormon im gesamten System aus oder verringert sich, so versucht der Körper mittels eines synergistisch wirkenden Hormons, den Mangel auszugleichen.

Jeder Mensch ist geprägt durch seine individuelle hormonelle Konstellation, welche die körperliche und seelische Verfassung widerspiegelt. Diese Hormonkonstitution ist angeboren, denn die Hormonproduktion orientiert sich an den Genen. Die Gene haben, da sie festgeschrieben sind, Schablonen- oder Matrizenfunktion. Die Hormone sind die veränderliche Größe.

Durch gravierende Hormonstörungen werden die Gene verändert. So entsteht auch das Karzinom. Bildlich dargestellt werden kann dieser Vorgang, indem die Gene das feste Haus darstellen, die gravierenden Hormonstörungen aber die Funktion einer Abrissbirne haben, die das genetisch fixierte Haus zerstören.

Alle Erkrankungen einschließlich der natürlichen Alterung des Menschen werden durch Stress jeglicher Genese verursacht. Einschneidende Lebenssituationen und Erlebnisse führen über Hormonstörungen zu Stoffwechselstörungen und bei gravierenden Hormonstörungen zu genetischen Veränderungen.

Dabei sind die Hormone den Stoffwechselvorgängen übergeordnet. Sie greifen in den Stoffwechsel führend ein (siehe im Anhang „Stoffwechseleffekte des Insulins", Tabelle 1, Seite 104).

Bricht die Hormonproduktion zusammen, sind eklatante Stoffwechselstörungen oder der Tod des Individuums die Folge.

Entsprechend den Hormonrezeptoren führen Stoffwechselstörungen zu Erkrankungen einzelner Organsysteme bzw. zur Erkrankung des Gesamtorganismus.

2.3. Gynäkologie und Andrologie – ihre Schlüsselstellung in der Medizin

■ *In der Medizin nehmen die Gynäkologie und Andrologie eine Schlüsselstellung ein, denn die Sexualhormone dienen der Fortpflanzung.*

2.3.1. Wirkung des Stresses auf die Sexualhormone

Die Produktion der Estrogene und Gestagene bei der Frau wie auch des Testosterons und der Gestagene beim Mann werden durch die anderen Hormone wesentlich beeinflusst und mit dem Cortex im Zusammenspiel gesteuert.

Bei Stress sinken bei der Frau unter Libidoverlust die weiblichen Hormone zuerst ab. Sie werden durch andere Hormone teilweise ersetzt, vor allem durch die Stresshormone Prolaktin und Kortisol und gegebenenfalls durch die männlichen Hormone (die Frau muss ihren Mann stehen). Besonders die Schilddrüse, die für das Wachstum und den Stoffwechsel verantwortlich ist, greift regulierend ein und ist den Sexualhormonen übergeordnet.

■ *Damit stellen die Sexualhormone der Frau in der gedachten Kette der Steroidhormone die sensibelsten Hormone dar, das heißt, sie werden am frühesten vor allem durch Stress quantitativ verändert und sind am ehesten instabil.*

Durch das Absinken der Geschlechtshormone geht die oberste Pufferzone der Hormone verloren, welche die Frau vor Krankheit schützt. Der weibliche Organismus wird für Erkrankungen anfälliger und er erkrankt schwerer.

Deshalb haben Erkrankungen im Kindesalter und im Greisenalter häufig einen dramatischeren Verlauf, da ihnen die Geschlechtshormone als oberste Pufferzone fehlen.

Aber die anderen Hormone, die eher eine tragende Funktion für das Wachstum, den Kreislauf und den Stoffwechsel innehaben, sichern uns das Weiterleben. Folglich ist die generative Funktion der Funktion der Stoffwechselvorgänge, die unser Leben erhalten, untergeordnet. Die Natur nimmt es als Schutzmechanismus gegen Überforderung und auch, um eine gesunde Nachkommenschaft zu sichern.

2.3.2. Die vier Hormongrade in der Scheide

- *Die Scheide der Frau besteht aus Plattenepithel (ohne Verhornung) wie die Haut (mit Verhornung) und ist damit ein „offenes Fenster" der Seele, genauso wie die Haut das Spiegelbild derer ist.*

Der Körper ist bestrebt, seinen pH-Wert konstant zu halten, um die Fließeigenschaften des Blutes und damit den Gasaustausch und Nährstofftransport sowie den Gesamtstoffwechsel in allen Organen gewährleisten zu können.

Die Scheide ist wie das Organ Haut aus Plattenepithel aufgebaut, nur dass in der Scheide keine Verhornung der obersten Schicht vorliegt. In ihr liegt der pH-Wert wie an der Außenhaut prinzipiell niedriger als im Blut. Ursache hierfür ist die verminderte Durchblutung des Scheidenepithels, die den Stoffwechsel verändert, indem weniger Sauerstoff als in anderen Organen herangetragen wird. Durch das Abschilfern der obersten Zellschicht wird Milchzucker aus den Zellen frei, welche die Milchsäurebakterien enzymatisch zu Milchsäure abbauen. Damit entsteht der Säureschutzmantel, der das Eindringen von Keimen in den Körper verhindert.

In der Scheide gibt es vier Hormongrade:

Der Hormongrad 4 wird normalerweise bei der geschlechtsreifen Frau vorwiegend durch die Estrogene, der Hormongrad 3 durch die Gestagene, der Hormongrad 2 durch die Summe der anderen Hormone wie den Androgenen gebildet. Der Hormongrad 1 ist, außer bei der sehr alten Frau, selten unter dem Mikroskop zu sehen.

So steht es im Lehrbuch für Gynäkologie, so ist es aber im Leben nicht.

■   *Die einzelnen Hormongrade in der Scheide unterscheiden sich durch unterschiedliche Stoffwechselvorgänge in den ihnen zugeordneten Zellen.*

Die Hormongrade werden geprägt durch die Summe der Hormone im Körper, die das Stoffwechselgeschehen der Zellen regeln. Dabei spielt sich das Leben normalerweise in Mischformen der Hormongrade ab. Nur so wird ein gesundes Leben garantiert. Der Organismus ist reaktionsfähig.

So ist die Summe der Hormone die veränderliche Größe eines schwingenden Systems in Form einer Sinuskurve auf der Zeitachse t. Die Höhe der Amplitude der Sinuskurve ist abhängig von der Summe der Hormone des Individuums und wird durch die möglichen Hormongrade 1 und 4 begrenzt, die maximal durchschritten werden können, sowohl im zirkadianen Tagesrhythmus als auch im Lebensrhythmus. Die horizontale Zeitachse durchfährt die Sinuskurve im führenden Hormongrad.

Somit spielt sich das tägliche Leben in den Mischformen der Hormongrade ab. Die Ursache ist der zirkadiane Tagesrhythmus,

das heißt die Hormongrade, die an einem Tag durchlaufen
werden.

Bei ausgeglichenen Hormonen gelingt es dem Hormonsystem, die Amplitude im zirkadianen Rhythmus nicht zu groß oder zu klein werden zu lassen. Damit kann unter Einhaltung der Bahn (Sinuskurve ohne extreme Ausschläge) schweren Krankheiten oder dem Zelltod vorgebeugt werden, denn Leben in Gesundheit ist nur in bestimmten Grenzen möglich.

2.4. Hormone als Energieträger und Energiereserve im Organismus

Die Hormone als Bioregulatoren haben einen großen Einfluss auf die Energiebereitstellung für die Körperfunktionen.

- *Zum besseren Verständnis der energetischen Verhältnisse stellen wir uns die Summe der Hormone des einzelnen Individuums am Modell des „Hormonberges" vor und transferieren diesen in die vier Hormongrade.*

Damit besitzt jedes Individuum seinen eigenen sogenannten Hormonberg, dessen Breite und Höhe genetisch festgeschrieben ist. Hormone als die Initiatoren des Stoffwechsels prägen seine individuelle Leistungsfähigkeit.

Verändert werden kann der Hormonberg durch Stress, zum Beispiel durch intensives Training, aber auch durch die Zusammensetzung der aufgenommenen Nahrung.

- *Beim Anstieg des Hormongrades wird durch die hormonelle Umstellung des Stoffwechsels Energie (E) benötigt, beim Abfall des Hormongrades wird Energie (E) frei. Das gilt sowohl für den aufsteigenden als auch für den absteigenden Ast des gedachten Hormonberges.*

Wir definieren die linke Seite des Hormonberges zur energie-ärmeren Seite, wobei der Stoffwechsel in geordneten Bahnen abläuft, und die rechte Seite zur energiereichen Seite, die über den Überfluss an Hormonen zu chaotischem Wachstum durch Stoffwechselentgleisungen führen kann.

Unterscheiden lassen sich die zwei Seiten nur durch die Bestimmung der Hormone.

Entscheidend ist dabei die Lage der horizontalen Zeitachse t im Hinblick auf die vertikale Achse, die durch die vier Hormongrade bestimmt wird.

Deshalb ist das momentane Befinden des Individuums vom führenden Hormongrad, dem jeweiligen Verweilen, dem Anstieg oder dem Abfall in den entsprechenden Hormongraden abhängig.

Es ist denkbar, dass sich auch jede Erkrankung auf dem sogenannten gedachten Hormonberg als Modell zuordnen lässt.

Die gut ausgewogene Anwesenheit von Estrogenen und Gestagenen hat eine ausgesprochene Schutzfunktion für den Körper, denn im Hormongrad 3 bis 4 und 4 bis 3 spielt sich unter ovulatorischen Zyklen das normale Leben der geschlechtsreifen gesunden Frau ab. Hier ist Leben!

In Bezug auf die Estrogene haben die Gestagene normalerweise eher eine bremsende Funktion auf die Produktion der Estrogene inne, welche nach dem System einer Rückzugfeder das zu starke Ansteigen der Estrogene bei der Frau und der Androgene beim Mann verhindern.

Damit ist sichergestellt, dass das System im Hormongrad im aufsteigenden Ast des gedachten Hormonberges nicht überrollt wird, auf dem Hormongrad 3 auf der energiereichen Seite hängen bleibt oder im absteigenden Ast nicht auf den Hormongrad 1 abfällt oder im aufsteigenden Ast auf den Hormongrad 1 zurückrollt, denn im Hormongrad 1 sind die Stoffwechselvorgänge sehr verlangsamt. Als Beispiel sei die unbehandelte schwere Hypothyreose genannt, die den Tod des Individuums nach sich ziehen würde.

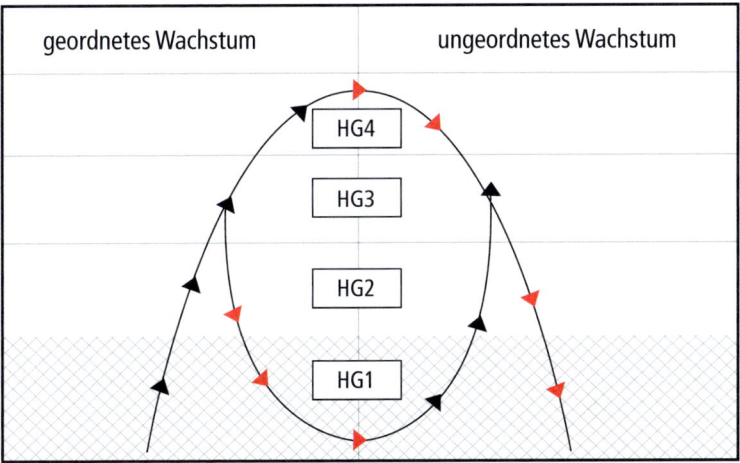

Abbildung 1: Schematische Darstellung der energetischen Verhältnisse (E) im Hinblick auf den Hormongrad (HG) anhand des Modells „Hormonberg" unter extremen Stresssituationen
schwarze Pfeile: Energie wird benötigt; rote Pfeile: Energie wird frei

Kommt das Hormonsystem durch ausgeprägten Stress „ins Schleudern", dann wird die Amplitude im *zirkadianen Tagesrhythmus* größer und damit die Chance, die möglichen Umkehrpunkte (Hormongrad

1 oder 4), die das Leben durch schwere Krankheiten beenden können, zu treffen. Das ist auch abhängig von der Energie, mit der die Umkehrpunkte überrollt werden oder die auf den Umkehrpunkten aufschlägt. Die andere Möglichkeit ist das Ausscheren aus der Bahn (Hormongrad 3), was zur schweren Krankheit oder zum Tod führen kann.

Bei der Bestimmung der Hormone muss ihre *zirkadiane Rhythmik in Form einer Sinuskurve* beachtet werden, das heißt, sie ändern sich im 24-Stunden-Rhythmus. Normalerweise haben sie einen synchronen Verlauf zu dem Tag-Nacht-Wechsel. Sie sind geprägt durch Wendestunden gegen 3 Uhr morgens und 15 Uhr nachmittags. In den frühen Morgenstunden werden die Höchstwerte und nachmittags die Tiefstwerte gefunden. Durch sie lässt sich der *Biorhythmus des Individuums* erklären (in Anlehnung an ROCHE, Lexikon der Medizin, Urban und Schwarzenberg 1984, „zirkadianer Rhythmus", S. 1730).

2.5. Hormone als Biokatalysatoren – Dirigenten des Zellstoffwechsels

Die Hormone dirigieren als Biokatalysatoren den Zellstoffwechsel.

Im Laufe des Tages und im Laufe eines Lebens (Tag-Nacht-Rhythmus, natürliche Alterung, Stress) verändert sich die hormonelle Situation. In der Ruhe erholt sich das Hormonsystem wieder, indem die Hormone entsprechend der genetischen Information nachgebildet werden.

Das geschieht deshalb, um den pH-Wert in den einzelnen Organen und Körperflüssigkeiten der Lebewesen konstant zu halten, damit die Stoffwechselvorgänge ungestört ablaufen können.

Normalerweise laufen die Stoffwechselvorgänge in den Zellen auf Grund des Gleichgewichtes zwischen den fördernd und hemmend wirkenden Hormonen geordnet ab. Damit ist auch das Wachstum geordnet.

Die einzelnen Hormone prägen mit Hilfe des Zellstoffwechsels entsprechende Hormongrade, denn das Leben ist an die Mischformen der Hormongrade gebunden (siehe vorn).

■   *Die einzelnen Hormongrade unterscheiden sich entsprechend der Stoffwechselsituation im pH-Wert als reziproke Wasserstoffionenkonzentration, die eine elektrische Ladung trägt.*

   Damit die Stoffwechselfunktionen ungestört ablaufen können, schwankt der pH-Wert normalerweise nur in bestimmten Grenzen.

   Durch die differierenden Ladungen zwischen den Hormongraden der Zellen wird ein Spannungsfeld mit Dipolcharakter aufgebaut (mit hoher Wahrscheinlichkeit elektromagnetische Wellen).

Zum Erreichen der höheren Hormongrade 3 und 4 in der Scheide müssen wesentlich mehr Hormone gebildet oder aus den Speichern freigesetzt werden als für die Hormongrade 1 und 2.

Durch die hormonell differierenden Stoffwechselvorgänge im Hormongrad 3 und 4, die vorwiegend durch die Geschlechtshormone geprägt sind, ist der Unterschied in den pH-Werten größer als in den niederen Hormongraden, das heißt, das Aktionspotential ist höher. So beträgt in der Scheide der pH-Wert im alleinigen Hormongrad 3 gleich oder kleiner 3,8, im alleinigen Hormongrad 4 gleich oder größer 4,7, das heißt, das gebildete Spannungsfeld zwischen dem Hormongrad 3 und 4 im Dipol ist wesentlich größer. In einem größeren Spannungsfeld ist die Kraftreserve höher. Deshalb haben gesunde junge Menschen normalerweise mehr Spannkraft als ältere.

Sinkt in den Hormongraden 2 (pH-Wert circa 5,5) und 1 (pH-Wert über 6) die hormonell geprägte Differenz im Spannungsfeld des Dipols ab, so sinkt auch die Energiereserve. Da diese unteren Hormongrade norma-lerweise vorwiegend bei den älteren Menschen vorkommen, ist es nicht verwunderlich, dass auch ihre persönliche Leistung verringert ist.

2.6.   Der mit hoher Wahrscheinlichkeit bestehende Zusammenhang zwischen den als Biokatalysatoren bekannten Hormonen, dem Stoffwechsel und den Erkrankungen bis hin zum Krebs

Mitochondrien sind bei der Entstehung der höheren, eukaryotischen Zellen aus Bakterien hervorgegangen. Davon zeugt heute unter ande-rem die Tatsache, dass Mitochondrien eine eigene Erbsubstanz (DNA) haben und sich unabhängig vom Zellzyklus vermehren. *„Steroidhor-mone können die Zellmembran durchdringen und werden in der Zelle an Hormonrezeptoren gebunden. Als Hormon-Rezeptor-Komplex lagern sie sich an die DNA an und können bestimmte Gene blockieren oder aktivieren (Gen-Aktivierungs-Mechanismus)"* (ROCHE, LEXIKON der Medizin, Verlag Urban & Schwarzenberg, 1984, Seite 593), mit großer Wahrscheinlichkeit auch in den Mitochondrien der Zellen.

Als Zellorganellen in den Zellkernen wird in den Mitochondrien, ähnlich wie bei der aus der Chemie bekannten Knallgasreaktion, Energie durch Reduktion von Sauerstoff zu Wasser freigesetzt.

Im Reagenzglas läuft die Knallgasreaktion beim Erhitzen des Gasgemisches auf 500 bis 600 Grad Celsius spontan und explosi-onsartig ab. Aber in Gegenwart von Katalysatoren spielt sich diese

Knallgasreaktion kontrolliert wie in einer Brennstoffzelle bei Raumtemperatur ab.

Dieser der Knallgasreaktion entsprechende Prozess läuft in Mitochondrien gleichartig und bei niedriger Temperatur ab. Im biochemischen Sinne dient die Knallgasreaktion in der Zelle vor allem der Synthese von ATP, der Schlüsselsubstanz der biologischen Energieübertragung.

- *Dabei haben mit hoher Wahrscheinlichkeit die Steroidhormone die Funktion als Biokatalysatoren inne, „die, ohne sich dabei (bleibend) zu verändern, bereits in kleinen Mengen die chemische Umsetzung von Reaktionspartnern durch Einfluss auf die Reaktionsgeschwindigkeit ermöglichen, indem sie die Reaktionsgeschwindigkeit erhöhen bzw. abbremsen."*
  (ROCHE, Lexikon Medizin, Urban & Schwarzenberg 1984, „Katalysator", S. 862)

Ein bestimmter Anteil, schätzungsweise ein bis zwei Prozent des Sauerstoffes, der in Mitochondrien umgesetzt wird, wird unvollständig unter *Bildung von freien Radikalen* reduziert. „Radikale sind stark reaktionsfähige Atomgruppen der organischen Chemie, die geschlossen und ohne Veränderungen zu erleiden, durch die Reaktion gehen." (Pschyrembel, Klinisches Wörterbuch, Verlag Walter de Gruyter, 1975, S. 1019, „Radikale") Radikale in der Chemie stehen für die Bezeichnung eines elektrisch geladenen (Radikalion) oder neutralen Atoms bzw. einer organischen oder anorganischen Atomgruppe, die mindestens ein ungepaartes, zu kovalenter Bindung fähiges Elektron besitzt. Radikale treten bei der photochemischen oder thermischen Spaltung von Molekülen auf und sind auf Grund ihrer Reaktionsfähigkeit meist sehr kurzlebig. Sie spielen aber als Initiatoren von Kettenreaktionen eine Rolle.

Da sie infolge ihrer ungepaarten Elektronen ein magnetisches Moment besitzen, können sie durch Elektronenspinresonanz nachgewiesen

werden (MEYERS GROSSES TASCHENLEXIKON, B. I. Taschen-
buchverlag, 1987, Band 18, S. 51), was für den Krebsnachweis in der
Tumordiagnostik genutzt wird.

- *Mit großer Wahrscheinlichkeit entstehen bei gravierenden
  Hormonstörungen vermehrt freie Radikale, die mit einem
  Überschuss zu tun haben wie die zu hohen Estrogene bei
  fehlenden Gestagenen. Diese Sauerstoffradikale können die
  mitochondriale DNA angreifen und dadurch zu einer Veränderung ihrer Erbinformation, zu Mutationen führen,
  welche ihrerseits eine verminderte Leistungsfähigkeit der
  Mitochondrien bedingen. Es ist bekannt, dass zusätzlich die
  Zahl der Mitochondrien in der Krebszelle abnimmt.*

In den letzten Jahren hat sich gezeigt, dass die Qualität der mitochon-
drialen DNA und die Energiebereitstellung durch Mitochondrien
im Verlauf des Lebens eines Individuums immer schlechter werden.
Daraus entwickelte sich die Vorstellung, dass wir eines natürlichen
Todes sterben, wenn der Energiegehalt, zum Beispiel gemessen an der
ATP-Menge, unter einen bestimmten Schwellenwert sinkt.

Ursache dafür ist das Absinken der Hormonproduktion im Laufe
des Lebens. Damit stehen die Biokatalysatoren irgendwann nicht
mehr den einzelnen Zellen in ausreichender Menge zur Verfügung.

Auch wenn es spekulativ ist, so ist doch vorstellbar, dass dann die Knallgasreaktion in den Mitochondrien einzelner Zellen entsprechend der
Hormonkonstellation bei zu hoher oder zu niedriger Temperatur abläuft, wodurch der Stoffwechsel in der Zelle stark beschleunigt (warme
Krankheiten) oder stark verlangsamt (kalte Krankheiten) wird.

Ist der Stoffwechsel noch kontrolliert, so entstehen leichtere, ist er
nicht mehr kontrolliert, schwere Erkrankungen, wobei das genetische Material durch die Hormonstörung verändert werden kann und
mögliche Dauerschäden sich entwickeln.

Dass auch die unterschiedliche Wasserstoffionenkonzentration der Epithelien, erfasst im pH-Wert, eine große Rolle bei der Krebsentstehung spielt, wird auch durch die Tatsache erklärt, dass gerade am Übergang von einem Epithel in ein anderes unterschiedliche pH-Werte herrschen. An diesen Übergangsorten entsteht am ehesten Krebs, das heißt, je höher das Aktionspotential des Dipols ist, umso eher kann es zum Ausgleich der Ladungen kommen, wobei Energie frei wird, die mit hoher Wahrscheinlichkeit die Gene verändern kann.

2.6.1. Wechselwirkung der Estrogene und der Gestagene und der anderen Hormone in den Zellen – erklärt am Modell des Ofens

Nach Zufuhr von Brennmaterial wird im geöffneten Ofen unter der Gewährleistung der Sauerstoffzufuhr dieses entzündet. Das Brennmaterial brennt durch *(Aufgabe der Estrogene)*.

Nachdem das Material im Feuer durchgebrannt und Glut entstanden ist, wird die Ofentür zum Ausschluss erneuter Sauerstoffzufuhr zugeschraubt, denn nur so kann die Glut im Ofen die Wärme halten *(Funktion der Gestagene)*.

Unter erneuter Sauerstoffzufuhr bei noch weiter geöffneter Ofentür würde die Glut sofort durchbrennen und zurück bliebe ein Aschehäufchen. Doch die Wärmeenergie würde über den Schornstein des Ofens verpuffen. Die Energieausbeute wäre mangelhaft. Deshalb ist es wichtig, dass die Ofentür nicht zu spät zugeschraubt wird.

Wird sie aber zu früh zugeschraubt, entsteht durch den Sauerstoffmangel im Ofen Kohlenmonoxid, was über feinste Ritze der Ofenwände nach außen dringen kann. Kohlenmonoxid ist ein sehr gefährliches Gas für den Organismus, da es eine „300fache Affinität zum Blutfarbstoff gegenüber Sauerstoff besitzt. Es zerfällt 10000-mal langsamer als Oxyhämoglobin und bedingt Sauerstofftransportstörungen" (ROCHE, Lexikon der Medizin, Seite 895).

Wenn wir uns unsere Zellen als Brennstoffzellen vorstellen, dann öffnen die Estrogene die Zellen. Es gelangen die Nährstoffe, das Wasser und der Sauerstoff hinein. Die Zellen werden groß und rund (Hormongrad vor allem 4). Die Verbrennung der Nährstoffe mit Sauerstoff kann beginnen. Gestagene verschließen die Zellen und halten damit wie beim Ofen die Wärme und transportieren, indem die Zellen schmaler und gefaltet werden, die Stoffwechselendprodukte mit dem Wasser als Schleppersubstanz hinaus (Hormongrad vorwiegend 3).

Die gleiche oder ähnliche Wirkung wie die Estrogene auf die Zellen zeigen die Androgene, das Prolaktin, das Insulin (wohl nicht nur auf den Zucker) und wahrscheinlich auch das Adrenalin, die Wirkung wie die Gestagene das Kortison und die Schilddrüsenhormone.

Während es sich beim aufsteigenden Ast bei Anwesenheit von den antiproliferativ wirkenden Gestagenen im Hormongrad 3-4 um einen geordneten Stoffwechsel mit geordnetem Wachstum handelt, fehlt beim absteigenden Ast mit ungeordnetem Wachstum im Hormongrad 4-3 das antiproliferativ wirkende Gestagen als Gegenpol zum proliferativ wirkenden Estrogen völlig oder ist zur Menge der Estrogene stark reduziert.

Dort entsteht mit hoher Wahrscheinlichkeit durch die initial hohe Energiemenge ungeordnetes Wachstum in Form von Wucherungen, was im Extremfall zu ungebremsten Wachstum führt, wie es beim Karzinom der Fall ist.

Das liegt daran, dass hohe Estrogene in den Hormongrad 4 hinaufschnellen, den sogenannten Hormonberg überrollen und im Hormongrad 3 hängen bleiben, weil die anderen Hormone das Tiefersinken in einen niederen Hormongrad verhindern.

Im Hormongrad 4 wird zu viel Sauerstoff in die Zelle gelassen. Dabei laufen die Stoffwechselvorgänge überstürzt ab. Als Folge des Überflusses an Energie in der Zelle entsteht in ihr das Chaos als ein energetischer Prozess, der die Gene verändern kann.

Durch die überstürzten Stoffwechselvorgänge kommt es schließlich bei Gestagenmangel oder fehlenden Gestagenen in der Zelle zu einem Abfall in den Hormongrad 3 mit einer Verarmung an Brennstoffen, vergleichbar mit einem Ofen, wo das Brennmaterial bei zu großem Sauerstoffangebot zu schnell durchbrennt. Dabei ist der summarische Heizwert vergleichsweise gering. Es entsteht schnell Kälte im System (Burnout).

2.6.2. Der Zusammenhang von Gärung und Fäulnis in Abhängigkeit vom Hormongrad

Die aeroben Abbauwege in der Zelle werden bei obengenannter Fehlregulierung ausgeschaltet. Es entsteht der Hormongrad 3 auf der energiereichen Seite, obwohl im Hormonspiegel keine oder nur wenig Gestagene gegenüber hohen Estrogenen nachweisbar sind. Im vaginalen Ultraschall sieht man ein dunkles Endometrium als Zeichen hoher Estrogene, während der pH-Wert in der Scheide und im Cervikalkanal im tiefsauren Bereich bei 3,8 und darunter zu finden ist. Im Douglas lässt sich hier im Hormongrad 3 im vaginalen Ultraschall eine Wasseransammlung nachweisen.

Da nun das Sauerstoffangebot vermindert ist, wird in der Zelle der Stoffwechsel auf einen sauerstoffarmen Gärungsstoffwechsel umgeschaltet, in dem die Kohlenhydrate nicht vollständig zu Wasser und Kohlendioxid abgebaut werden. Es entsteht Lactat, nachweisbar im pH-Wert (siehe oben). Damit verliert die Zelle die für sie typische sauerstoffabhängige Energiegewinnung, bekannt als Atmung.

Aus den unverdauten Kohlenhydraten entwickeln sich unter anderem Gärungsgase. Diese vermehrte Gasbildung lässt sich an vermehrten Darmgasbewegungen im vaginalen Ultraschall darstellen.

- *Damit ist die Gärung ein alternativer Stoffwechselweg, der dem Organismus hilft, lebensfeindliche Zeiten zu überstehen, obwohl das energetisch ungünstig ist.*

Patientinnen mit hohen Estrogenen und fehlenden oder zu niedrigen Gestagenen klagen vor allem über eine starke Müdigkeit (siehe Pilleneinnahme Seite 63).

Als Beispiel mag dienen: Wenn Most zu Wein vergoren und zu viel Sauerstoff in das System eingeleitet wird, dann entsteht aus dem teuren Wein billiger Essig, was einen Werteverlust darstellt.

In den zwischenmenschlichen Beziehungen bietet sich folgender Vergleich an: Wer vor Wut kocht, wird sauer auf den Verursacher. Das kann zum bösartigen Umgang miteinander führen. Beim Mobbing ist dies der Fall. Mobbing ist das mutwillige Zerstören einer anderen Persönlichkeit. Für die betroffene Person bedeutet Mobbing immer einen Energieverlust bis hin zur Krankheit (Burnout) oder Tod durch Totärgern.
Die Erscheinung des Mobbings ist ein bösartiger Auswuchs der Gesellschaft in lebensfeindlichen Zeiten. Damit entsteht für die gemobbte Person und für den Staat ein enormer finanzieller Schaden.

Sind aber die Gestagene zu hoch gegenüber den Estrogenen, das heißt, „der Ofen wird zu schnell zugedreht", dann bleiben die Nährstoffe, das Wasser und der Sauerstoff vor den Zellen liegen. Sie verbrennen unvollständig in der Zelle. Es entstehen Schadstoffe wie Kohlenmonoxid. Außerhalb der Zellen kommt es zu Ablagerungen von Nährstoffen wie Glucose, Cholesterin und Triglyceriden, die sich in den Gefäßwänden einlagern. In körperab-

hängigen Partien sind Ödeme nachweisbar, die im vaginalen Ultraschall als Wasseransammlungen im Douglas dargestellt werden können.

Beim alten Menschen, aber auch beim jungen Menschen mit gravierenden Hormonstörungen, kommt der Stoffwechsel durch den Hormonmangel langsam zum Erliegen, das heißt, die Kräfte schwinden.

Bei der Hormonbestimmung sind FSH und LH hoch, es fehlen die Estrogene und Gestagene und die Androgenbildung im Ovar ist reduziert. Auch das DHEA der Nebenniere sinkt langsam unter den Normalwert. Das Kortisol bleibt lange normal. Die Schilddrüsenhormone, die für das Wachstum und den Stoffwechsel verantwortlich sind, nehmen wie die anderen Hormone im Alter ab, werden aber häufig iatrogen substituiert und wirken so verjüngend, indem der Hormongrad angehoben wird.

Ist der Hormonmangel gravierend, verlangsamt sich der Stoffwechsel, das heißt, es kommt zum Nährstoff- und vor allem zum Sauerstoffmangel in den Zellen. Durch den Sauerstoffmangel entstehen anaerobe Stoffwechselbedingungen, die zur Fäulnis führen.

- *Die Fäulnis ist eine anaerobe, bakterielle Zersetzung stickstoffhaltiger Substanzen, vor allem von Eiweißstoffen, unter Entwicklung zum Teil übelriechender Verbindungen wie Ammoniak, Schwefelwasserstoff, Methan und Kohlenmonoxid.*

  Da Fäulnisbakterien unter Sauerstoffmangel im höheren pH-Wert im Hormongrad 1-2 Eiweißstoffe im Körper zersetzen, geht es hier an die Substanz des Organismus. Die Stoffwechselbedingungen werden verschlechtert, da sicher auch die Enzyme als unentbehrliche Eiweißkörper und Biokatalysatoren mit betroffen sind.

  Wenn der Hormonmangel den Stoffwechsel zum Erliegen bringt, kippt er aus der Alkalose (Fäulnis – Hormongrad 1) in die Azidose (Gärung – Hormongrad 3) mit Bildung von Lactat.

Vergleichen wir es mit der Natur:

Aus dem Fluss im Gefäßbett wird ein träg fließendes oder stehendes Gewässer. In diesem Gewässer steigen durch die Stagnation des Wassers die Temperatur und der pH-Wert an. Es bildet sich durch die nicht abtransportierten Stoffwechselprodukte fauliger Schlamm, in dem die Fäulnisbakterien wachsen und sich vermehren können. Sinkt die Sauerstoffspannung noch mehr ab, kippt der Tümpel aus der Alkalose in die Azidose. Das Wasser wird unter Gärung sauer. Darin ist für Pflanzen und Tiere kein Leben mehr möglich.

So ist es auch beim Menschen. Sinkt der Hormongrad noch mehr ab, dann sinkt die Leistung des Stoffwechsels. Der pH-Wert steigt durch die Trägheit des Blutflusses so stark an, dass im stagnierenden Blutstrom der Stoffwechsel zusammenzubrechen droht. Wenn der Sauerstofftransport im Hormongrad 1 nicht mehr gewährleistet wird, kippt nach gleichem Prinzip das System aus dem basischen in den sauren Bereich um. Es entsteht die Azidose im Gewebe, die mit dem Absterben der Zellen oder des Individuums einhergeht. Dieser Prozess kann sich in einzelnen Körperorganen oder einzelnen Zellen abspielen. Betrifft es den Gesamtorganismus, so stirbt das Individuum.

Bei ausreichenden Hormonreserven ist als Gegenregulation des ungenügenden Sauerstoffangebotes vorstellbar, dass durch die Entleerung der Speicherorgane der Hormone ein höherer Hormongrad erreicht wird. Deshalb gibt der Notarzt als ultima ratio im Notfall dem Patienten Adrenalin und ggf. Kortison. Den Sauerstoffmangel gleicht er durch Gabe von Sauerstoff aus. Damit wird verhindert, dass der aerobe Stoffwechsel in den anaeroben abgleitet.
Der Stoffwechsel in den einzelnen Zellen bei Sauerstoffmangel kann als ultima ratio die anaerobe Form annehmen, weil dort der Sauerstoffbedarf stark reduziert ist und das verminderte Sauerstoffangebot gerade noch toleriert wird.

Hier müsste auch der *Alterskrebs* entstehen. Ich kenne alte Patientinnen, die mehrere Karzinome in verschiedenen Organsystemen überlebt haben. Wahrscheinlich wächst deshalb der Alterskrebs nicht so schnell, da er aus dem Hormongrad 1 hervorgegangen ist, wo die Stoffwechselvorgänge sehr verlangsamt ablaufen.

Bei einer entstandenen Krebserkrankung findet der Zytologe vorwiegend den Hormongrad 3 im zytologischen Abstrich.

2.6.3. Der Zusammenhang zwischen Hormonstörungen und Stress

Verursacht werden Hormonstörungen so gut wie immer durch Stress.

Stress ist ein weiträumiger Begriff, der als „Zustand erhöhter Aktivität des Endokriniums und Vegetativums mit diffuser Erregung des Sympathikus und Symptomen des Adaptationssyndroms als Ausdruck der Reaktion auf heftige, die Integrität des Organismus attackierende Reize (z. B. Kälte, Bakterien und sonstige Gifte, seelische Konflikte, Leistungsdruck, Operationen, eingeschlossen das normale Altern oder die überstürzte Alterung des Organismus usw.)" definiert ist (in Anlehnung an ROCHE Lexikon Medizin, 1984, Seite 1522).

Im Schlaf erholt sich das durch Stress veränderte Hormonsystem. Dabei orientiert sich die Hormonproduktion an den Genen, die Schablonenform haben. Hat sich das Hormonsystem regeneriert, wacht das Individuum auf. Es ist ausgeschlafen.

Dagegen ist das Koma die tiefste, durch keine äußeren Reize zu unterbrechende Bewusstlosigkeit. Es ist ein Zustand, in dem die Hormone im verminderten Maße gebildet werden. Es dauert so lange an, bis genügend Hormone nachgebildet oder dem Körper zugeführt werden (siehe diabetisches Koma). Sind durch ausgeprägte Stoffwechselstörungen die Hirnzellen zerstört, entsteht ein irreparabler Hirnschaden (wie beim apallischen Syndrom).

Bei starkem Stress sinken über die Hypothalamus-Hypophysen-Achse die gonadalen Hormone (Estrogene, Progesteron, Androgene) ab, um eine Schwangerschaft als zusätzlichen Stressfaktor zu verhindern. Gleichzeitig steigen unter der ACTH-Ausschüttung vor allem das Adrenalin, das Kortisol, das Prolaktin und die Schilddrüsenhormone an.

Stress kann, wenn er nicht zu groß ist, eine positive Wirkung als Training auf den Organismus haben. Am Ende steht der Erfolg, der uns positiv beeinflusst. Der Hormongrad steigt an.

Stress kann aber genau das Gegenteil bewirken, dass er kräftezehrend wirkt und uns nach unten zieht. Es kommt zum Absinken des Hormongrades.

Ist aber der Stress stark beeinflussend, dann steigt der Hormongrad an. Es tritt das positive Feedback ein, was zum Überrollen des gedachten Hormonberges in seinem höchsten Punkt führt. Beim Aufprall im höchsten Punkt im Hormongrad 4 und dem nun folgenden Abfall des Hormongrades wird viel Energie frei, um die Stresssituation zu bewältigen. Dabei kann aber entsprechend den Hormonrezeptoren das genetische Material verändert werden.

Bei der jüngeren, prämenopausalen Frau bleiben nach dem Überrollen des Hormonberges die Hormone im Hormongrad 3 auf der energiereichen Seite hängen, denn die übrigen Hormone wie die Schilddrüsenhormone verhindern ein Absinken in einen tieferen Hormongrad.

Die älteren, meist postmenopausalen Frauen sind stressanfälliger, da der Hormonmangel auch durch ersetzende Hormone nicht mehr ausgeglichen werden kann. Wenn bei der jüngeren Frau das Hormonsystem durch

Mangel oder Fehlen von Hormonen schadhaft geworden ist, sind sie genauso gefährdet wie ältere Frauen. Meist liegt bei diesen Frauen zusätzlich eine Hypothyreose vor.

Werden durch ausgeprägten Stress bei diesen Frauen der Hormongrad 4 und in der anschließenden Ruhephase durch den Abfall der Stresshormone der Hormongrad 1 durchlaufen (zytologisch Hormongrade 1-4), so ist die Frau ausgesprochen krebsgefährdet.

Erklären kann man sich dieses Phänomen, dass durch starkes Erhitzen (Hormongrad 4) genetische Veränderungen entstehen, wobei nachfolgend durch das rasche Abkühlen (bis in den Hormongrad 1) die genetischen Veränderungen fixiert werden. So wird Eisen zu Stahl gehärtet, das heißt, es entsteht eine neue Qualität in der genetischen Formation, im schlechtesten Fall der Krebs. Daraus erklärt sich auch oft die therapeutische Machtlosigkeit im Kampf gegen diese Erkrankung, da mit großer Wahrscheinlichkeit die genetische Formation in der entstandenen Krebszelle fester fixiert ist als in der normalen Zelle, denn Stahl ist härter als Eisen.

Dauerhaft negativer Stress senkt wie bei der natürlichen Alterung den Hormongrad (HG), das heißt, das Leben spielt sich dann in den unteren Hormongraden ab, was einem Energieverlust gleichkommt. Die Zeitachse t wird in den möglichen Hormongraden auf der vertikalen Achse nach unten in einen niedrigeren Hormongrad verschoben.

Folgen des dauerhaft negativen Stresses sind gravierende Hormonstörungen, die auch zu den unterschiedlichen Erkrankungen führen. Die Vorgänge müssen entsprechend der energiearmen Seite links oder der energiereichen Seite rechts getrennt betrachtet und die Hormongrade mit einbezogen werden. Weiterhin muss unterschieden werden, ob es sich um ein ansteigendes oder abfallendes System handelt.

Starker und anhaltender Stress in unserem Leben mit Anstieg der Stresshormone und Absinken sowohl der männlichen als auch der weiblichen Geschlechtshormone ist gesundheits- und gesellschaftsschädigend. Negativer Stress kann zur Kinderlosigkeit führen.

Da die Geschlechtshormone sich am frühesten bei Stress jeglicher Genese verändern, sind entsprechend den Hormonrezeptoren diese am ehesten betroffen. Das würde auch das starke Ansteigen des Mammakarzinoms der jüngeren Frau erklären.

Ähnliches geschieht, wenn einer hormonell substituierten Frau schlagartig die Hormone entzogen werden. Sie wird ungebremst in tiefere Hormongrade fallen und beim Aufprall kann Energie frei werden, die das Karzinom besonders der älteren Frau initiiert. Meist liegt bei diesen Frauen zusätzlich eine Hypothyreose vor.

Nochmals sei zusammengefasst:

Bei Hormonstörungen verschieben sich die Hormongrade entsprechend der Summe der vorhandenen Hormone.

Hormonstörungen führen über Stoffwechselstörungen (Gärung und Fäulnis) zu den verschiedenen Erkrankungen.

Extreme Hormonstörungen entstehen durch Stress jeglicher Genese. Sie führen über genetische Veränderungen zu Stoffwechselerkrankungen. Deshalb sind Stoffwechselerkrankungen oft mit genetischen Erkrankungen verbunden.

Folge davon sind die verschiedensten Erkrankungen in den einzelnen Organsystemen, denn der Stoffwechsel in den einzelnen Zellen wird umprogrammiert. Deshalb kommt es über die Hormonstörung zu Genmutationen.

Der extreme Hormonüberschuss führt wie dessen extremer Mangel zu bösartigen Erkrankungen.

Können die Hormonstörungen nicht mehr kompensiert werden, tritt un-

ter dem Zusammenbruch des Stoffwechsels mit pH-Wert-Verschiebungen im Organismus der Tod ein.

2.6.4. Hormonstörungen, Alterung und alterungsabhängige Erkrankungen

Hormonstörungen führen zum vorzeitigen Altern.

Selbst wenn der genetische Defekt angeboren ist, liegt die genetische Veränderung beim Kind in der prekären Hormonsituation vor allem der Mutter (siehe die ältere Mutter beim Mongolismus), aber auch des Vaters zum Zeitpunkt der Empfängnis. Deshalb sterben Menschen mit genetischen Defekten eher, bereits im Kindesalter oder im frühen Erwachsenenalter.

Die Hauptursache der vorzeitigen Alterung ist negativer Stress.

Hormonmangel wirkt sich negativ auf die Leistungs- und Lebensfähigkeit aus, denn die Hormonpufferkapazität ist eingeschränkt. Das trifft sowohl für den jungen Menschen, dessen Hormonreserven erschöpft sind, als auch für den alten zu, wobei es sich beim alten Menschen um einen physiologischen Vorgang handelt.

Daran ändert sich auch nichts, selbst wenn der momentane Hormonwert der peripheren Hormondrüsen bei der Hormonbestimmung normal ist.

Deshalb stimmen die Symptome der geklagten Beschwerden viel besser mit den Hormonen der Hypophyse überein als mit den Hormonen der peripheren Hormondrüsen.

Vergleichbar ist dieser Gedankengang mit dem Geld auf der Bank (Hypophysenhormone) und dem Geld in der Geldbörse (Hormone im Blut). Auch wenn wir noch ausreichend Geld im Portemonnaie haben, aber kein Geld mehr auf der Bank, das heißt, wenn alle Reserven aufgebraucht sind (Hypophysenhormone hoch), werden wir unruhig. Umgedreht ist die Situation wesentlich besser.

Aussagekräftiger und besser übereinstimmend mit den geklagten Symptomen der Patienten sind die Hormone der Hypothalamus-Hypophysen-Achse, die FSH/LH-Ratio für die Estrogene, das Gestagen und das freie Testosteron (bis zur Umkehr der FSH/LH-Ratio), die mehr über die Speicherform aussagen.

Sind die Hypophysenhormone hoch, sind die Depots der peripheren Hormone klein. Damit sind die Reserven weg und die Widerstandskraft gegenüber Erkrankungen erlahmt.

Deshalb ist der alternde Mensch anfälliger gegenüber Erkrankungen, er erkrankt schwerer und die Krankheitsdauer ist beträchtlich länger. Von seiner Resistenz, die durch den führenden Hormongrad geprägt wird, wird es abhängen, ob er sie überwindet oder daran stirbt.

Der junge Mensch, bei dem normalerweise das Hormonsystem durch seine vollen Speicher intakt ist, wird gar nicht erst erkranken oder die Erkrankung schneller durch seine intakten Abwehrkräfte im Hormongrad 3-4 und 4-3 überwinden. Deshalb sterben auch junge Menschen seltener.

Erkrankungen beim jungen Menschen entstehen eher bei Hormonüberschuss eines oder mehrerer Hormone, wenn die antagonistisch wirkenden Hormone mangelhaft gebildet werden oder fehlen, auf der energiereichen Seite, während im Alter als Ursache von Erkrankungen eher in einem allgemeinen Hormonmangel auf der energieärmeren Seite zu suchen ist. Beim jüngeren Menschen ist der sogenannte Hormonberg durch die tragenden Hormone der extragenitalen Drüsen im Normalfall noch intakter.

Bei allen Erkrankungen ist aber immer die Hormonstörung verantwortlich zu machen, die zu Stoffwechselstörungen mit oder ohne genetische Veränderungen führt.

Sind die Hormonstörungen beim alternden Menschen sehr ausgeprägt, so ist dieser *multimorbide*. Das trifft auch für den jungen Menschen mit gravierenden Hormonstörungen zu, denn alle Hormonstörungen weisen in den einzelnen Lebensabschnitten einen ähnlichen Verlauf mit vergleichbaren Krankheitssymptomen auf.

Leichtere genetische Erkrankungen, die mit dem Leben besser vereinbar sind, betreffen wahrscheinlich Mischformen der Hormongrade wie Erkrankungen des rheumatischen Formenkreises (Mangel oder Fehlen von Estrogenen und vor allem der Gestagene).

- *Im geordneten energieärmeren System entstehen mit großer Wahrscheinlichkeit in unteren Hormongraden der energieärmeren Seite die chronischen Erkrankungen wie Rheuma, der Altersdiabetes und die altersbedingten Herz-Kreislauf-Erkrankungen, während auf der energiereichen, ungeordneten Seite die akuten, lebensbedrohlichen Erkrankungen wie Thrombose, Embolie, der Herzinfarkt und die akuten Entzündungen wie akute Appendizitis, der Ileus und in der Schwangerschaft das Hellp-Syndrom ihren Anfang nehmen. Dazwischen liegen die chronischen Erkrankungen mit akuten Schüben wie die PCP.*

Der Hormongrad in der Scheide wird aber nicht nur durch die Hormone geprägt. Es gibt noch andere Substanzen, die ihn beeinflussen. Dazu zählen Medikamente wie Antihypertonika und Herzglykoside. Herzglykoside haben den gleichen Steranring wie die Steroidhormone.

Deshalb werden bei der postmenopausalen Frau häufig höhere Hormongrade gesehen, die ihrem Alter nicht entsprechen. Damit ist der Beweis erbracht, dass viele unserer Medikamente verjüngend wirken.

Psychopharmaka beeinflussen auch den Hormongrad, nur dass sie ihn häufig senken. Folgen davon sind eine starke Gewichtszunahme und eine durch Medikamente nicht zu beeinflussende Gardnerella-infektion (siehe hinten „Keimspektrum im Organismus").

2.7. Gedanken zur Entstehung von genetischen Erkrankungen, speziell des Mammakarzinoms

Stressbedingungen, seien sie positiv oder negativ empfunden, werden im Hirn der Lebewesen wahrgenommen. Sie führen zu Hormon-veränderungen und im Extremfall, sowohl im positiven wie auch im negativen Sinne, erst sekundär unter Stoffwechselverschiebungen zur Veränderung am festgeschriebenen genetischen Material. Das ist nachvollziehbar an der Entwicklungsgeschichte der Kreaturen unserer Erde.

- *Im positiven Sinne heißt dies, dass das, was erfolgreicher ist, umgeschrieben wird, damit sich das Individuum besser an die neue Situation anpassen kann. Im negativen Sinne aber bedeutet dies das Erleben einer schweren genetischen Erkrankung.*

  Das Entstehen eines Carcinoms ist abhängig vom ererbten genetischen Material, aber auch von der zunehmenden Hormonstörung, denn die Gene werden vor allem sekundär verändert.

Daran ändert auch nichts, dass die Hormone an die Gene gebunden sind, sondern es beweist eher die Nähe und die Abhängigkeit der Gene von den Hormonen.

Warum sollten sich die Gene auch verändern, wenn sie keinen Anstoß zur Veränderung erhalten? Wo sollte sonst der Motor und der Antrieb für die genetischen Veränderungen liegen, wo doch die Gene primär festgeschrieben sind?

- *Die Ursache der gut- und bösartigen Neubildungen basiert auf massivem Stress jeglicher Genese, die zu Hormonstörungen und über Stoffwechselveränderungen dann erst zu genetischen Veränderungen führt. Ursächlich angenommen wird noch immer in jedem Fall die primäre genetische Störung, die angeboren ist.*
- *Nicht die Hormone an sich, sondern die Hormonstörung führt zu gut- und bösartigen Veränderungen an der Brust, aber auch im gesamten Körper.*
- *Dabei entsteht der Krebs durch einen exzessiven Hormonüberschuss oder durch einen prekären Hormonmangel.*
- *So ist es nicht verwunderlich, dass gerade die Frauen im fertilen Alter und in den Wechseljahren (Zyklusstörungen, die eher zum Überschuss an Hormonen führen), aber auch im hohen Alter (eher Mangel an Hormonen) an Brustkrebs erkranken.*

Beweisend dafür ist in umgekehrter Richtung, dass die Prophylaxe und Therapie der Brustkrebserkrankung in den Hormonstatus der Patientin eingreift (Antiestrogene, GnRH-Agonisten, Gestagene).

Ähnlich verhält es sich beim Ovarialcarcinom. Die Zysten und die Eierstocktumore entstehen nach gleichem Prinzip durch Hormonstörungen, besonders im fertilen Alter. Bei Zysten und fraglichen Tumoren an den Ovarien, muss bei deren Persistenz der Tumormarker CA 12-5 bestimmt werden. Ist der Laborwert normal, kann man abwarten. Ist er aber leicht erhöht, muss u. a. an eine *Endometriose* gedacht (Zitat Professor Dr. med. Kaulhausen, Sanaklinikum Remscheid) und entsprechend der Leitlinien möglichst nach histologischer Sicherung hormonell mit Gestagenen, mit GnRH-Agonisten oder einer gestagenbetonten Pille behandelt werden.

Es ist ein kleiner Schritt weiterzudenken. Aus meinen Erfahrungen weiß ich, dass auch bei kleinen Zysten und Tumoren an den Ovarien, unter denen das CA 12-5 über 60 U/ml ansteigt, mit dem Entstehen eines Ovarialcarcinoms gerechnet werden muss. Sie müssen operativ entfernt werden, um das Entstehen eines Ovarialcarcinoms zu verhindern. Meist gelingt dies laparaskopisch. Das Ovarialcarcinom ist ein Krebs, der auf Grund der raschen Durchwanderung des Ovars sich schnell auf dem Peritoneum ausbreitet und die Therapie sich dann sehr schwierig und kostenintensiv gestaltet. Deshalb darf man bei einem CA 12-5 um 60 nicht abwarten. Nur so wird es möglich sein, die Zahl der Ovarialcarcinome zu senken. *Das setzt aber den großzügigen Einsatz des vaginalen Ultraschalls auch bei der beschwerdefreien Patientin z. B. im Rahmen der Krebsvorsorge voraus, da kleine Zysten und Tumore am Ovar, oft verbunden mit geringen Flüssigkeitsansammlungen, sich der Palpation entziehen.* Das gleiche gilt für das *Endometriumcarcinom* der alten Frau, bei dem der vaginale Ultraschall des Endometriums Vorstufen dieser Erkrankung aufdecken kann.

Die Anamnese, die mikroskopische Untersuchung einschließlich der pH-Wert-Messung im Scheidensekret als auch der vaginale Ultraschall sowie die Hormonbestimmungen im Blut sind hervorragende Methoden zur Erkennung von Hormonstörungen. Hormonstörungen führen zu Erkrankungen sowohl im genitalen Bereich, einschließlich der Brusterkrankungen, als auch im extragenitalen Bereich. Durch regelmäßige Ultraschalluntersuchungen lassen sich bereits kleine Veränderungen an den Ovarien und am Endometrium des Uterus darstellen, die vor allem durch die Zyklusstörung bei der Frau hervorgerufen werden. Deshalb nimmt der vaginale Ultraschall durch die zyklische Änderung der Ultraschallbefunde gegenüber der längeren Persistenz der Ultraschallbefunde in den anderen Fachrichtungen eine Sonderstellung ein.

Die Krebserkrankungen anderer Organe werden mit hoher Wahrscheinlichkeit durch Hormonstörungen anderer endogener Drüsen verursacht. Dies ist abhängig von der Art der Hormonrezeptoren.

Nach gleichem Modus – erst die Hormonstörung, dann die genetische Erkrankung – werden auch die anderen genetischen Erkrankungen entstehen. Die Autonomie der Schilddrüse, die zu einer Entkopplung der Schilddrüse mit der Hypothalamus-Hypophysen-Achse führt, wird dabei eine Rolle spielen.

2.8. Hormonabhängige Mutationen des Keimspektrums in der Scheide und im Organismus

Veränderungen im hormonellen Gleichgewicht des Wirtsorganismus führen zu Stoffwechselveränderungen. Damit ändert sich das Milieu im Körper. Wenn die Bakterien bei starker Milieuveränderung im Wirtsorganismus überleben wollen, sind sie gezwungen, sich durch genetische Mutationen den neuen Stoffwechselbedingungen anzupassen.

Die Zellwand der grampositiven Mikroorganismen hat wahrscheinlich nur die Aufgabe, für die labilen, biochemisch aktiven Teile der Zellen einen mechanischen Schutz zu bieten. Verändert sich das Medium durch andere Stoffwechselbedingungen, kann davon ausgegangen werden, dass bei Hormonstörungen mit nachfolgenden Stoffwechselveränderungen einschließlich der pH-Wert-Verschiebungen sich die gramnegativen in grampositive Bakterien, dazwischen liegen die gramlabilen Bakterien, und umgekehrt umwandeln können, denn „spontane Mutationen kommen in jeder Bakterienpopulation vor. Mutanten können sich auch wieder zurückmutieren und die Ausgangseigenschaften des Wildtypes annehmen" (KÖHLER UND MOCHMANN, Bakteriengenetik, Grundriss der Medizinischen Mikrobiologie, VEB Gustav Fischer Verlag Jena 1980, S. 62 – 63). Genauso reagieren die Pilze und wohl auch die Viren.

Der Körper eines Menschen wird durch einen Artenreichtum an Keimen geprägt, mit denen er sich ständig auseinandersetzen muss. Dabei unterscheiden wir eine apathogene Keimflora, mit der wir in einer Art Symbiose leben, von einer pathogenen Keimflora.

Da die Keime die Möglichkeit der Mutation besitzen, wird bei bestimmten Stoffwechselbedingungen sich die apathogene Keimflora in eine pathogene Keimflora durch Mutation umwandeln, das heißt, die im Körper vorhandene Keimflora richtet sich nun gegen uns.

Nach gleichem Vorbild ist der Artenreichtum in der Pflanzen- und Tierwelt entstanden.

Unter Extrembedingungen mussten in der Natur die Lebewesen mutieren, wenn sie überleben wollten, da sie nicht immer den Standort wechseln konnten. So hat sich in der Natur jedes Leben vom Niederen zum Höheren entwickelt. Phasen der längeren Evolution wechselten sich ab mit kurzzeitigen Revolutionen, die zu einem neuen Ergebnis mit meist höherer, aber auch zur niederen Lebensqualität führten.

Deshalb werden die unterschiedlichen Keime im Normalfall nicht unbedingt von außen in die Scheide eingebracht, sondern sie sind schon in einer anderen genetischen Formation vorhanden.

2.8.1. Die Mutation der Bakterien

■ *Auffällig ist, dass die **Kokken** in der Scheide vorrangig im höheren pH-Wert (über 4,4), Stäbchen im niederen pH-Wert (kleiner 4,4) zu sehen sind. Dabei werden bei einem pH-Wert gleich und kleiner 4,3 die Kugelbakterien vorwiegend an die Zellen angelagert angetroffen, die Stäbchen befinden sich im Intermediärraum, das heißt, an den Zellen muss durch die Stoffwechselbedingungen der pH-Wert höher liegen als im freien Intermediärraum. So werden gramnegative Erreger vorwiegend an oder in den Zellen angetroffen (Gardnerella als Schlüsselzellen, Neisseria gonorrhoae). Ist der pH-Wert im Extrazellulärraum ebenfalls basisch, dann vermehren sich die gramnegativen Keime auch außerhalb der Zellen.*

*Die **Döderleinschen Stäbchen** sind Bakterien, die mit einer Schutzkolloidkapsel umgeben sind. Sie zeigen keine Eigenbewegung und sind mit großer Wahrscheinlichkeit das Ruhestadium der Bakterien. Deshalb können sie sich im höheren pH-Wert nur vermehren, wenn sie sich in Kokken, Kurzstäbchen oder dickere Stäbchen umgewandelt haben, was abhängig von der hormonellen und damit Stoffwechselsituation ist.*
Die Döderleinschen Stäbchen bilden nicht selbst die Milchsäure in der Scheide. Ihre Hülle aus Kolloid dient als Schutz vor dem sauren Scheideninhalt beim Hormongrad 3.

Durch die verstärkte Gestagenwirkung im Hormongrad 3 wird die Flüssigkeit aus den Zellen herausgepresst. Damit verliert die Zelle die Fähigkeit, im ausreichenden Maße Nährstoffe aufzunehmen, das heißt, diese bleiben vor den Zellen liegen. Die Fermente und Enzyme, die in der Kolloidhülle der Döderleinschen Stäbchen enthalten sind, wandeln dann die Glucose in Milchsäure um.

Wie kommen die Döderleinschen Stäbchen in die Scheide – das ist eine Frage, die bisher noch nicht gestellt worden ist. Döderleinsche Stäbchen kommen nur im niederen pH-Wert unter 4,5 in der Scheide vor.

Durch Absinken des pH-Wertes formen sich Kugelbakterien zu kurzen Stäbchen und dann zu Döderleinschen Stäbchen um – die Kugelbakterien ziehen sich durch den osmotischen Effekt des Wasserentzuges über Kurzstäbchen nach und nach in die Stäbchenform aus. Es sind mit hoher Wahrscheinlichkeit die gleichen Bakterien, nur in einer anderen stoffwechselabhängigen Form, die hormonabhängig ist.

Auch den Zellen in der Scheide, darstellbar im Vaginalabstrich, wird das Wasser entzogen und sie nehmen im Hormongrad 3 eine schiffchenförmige Gestalt an.

Die Beweglichkeit der Keime richtet sich nach dem pH-Wert, der durch den Stoffwechsel und damit von der hormonellen Situation geprägt ist. Je mehr der pH-Wert sinkt, umso unbeweglicher werden die Keime (das Leben gefriert im Eis).

Uns ist bekannt, dass Döderleinsche Stäbchen, die bei einer Kokkenflora in die Scheide eingebracht werden, selbst bei Milchsäurezusatz nicht anwachsen, weil das Milieu in der Scheide, welches hormonell über die Stoffwechselbedingungen geprägt wird, den Wachstumskriterien der Döderleinschen Stäbchen nicht entspricht.

2.8.2. Die Mutation der Pilze

- *Das Gleiche, nur in umgekehrter Richtung, gilt für die Pilzsporen des **Candida albicans** , die sich im sauren Milieu bei kleiner 4,3 vermehren können, aber eine Wachstumshem-*

mung mit Größenabnahme im höheren pH-Wert von 4,4 und darüber erfahren und dann als **Candida glabrata**, deren Sporen halb so groß wie beim Candida albicans sind, benannt werden und wo auf der Sebaurogh-Agar-Platte keine Hyphen mehr zu sehen sind. Dass diese Erkenntnis ihre Richtigkeit hat, wird dadurch nachgewiesen, dass die Bebrütung der Pilze bei 29 Grad im Brutschrank erfolgt.

Der Candida glabrata verursacht auch keinen Juckreiz. Der Juckreiz entsteht durch das sehr saure Milieu, in dem der Candida albicans sich vermehren kann. Die Haut an der Vulva wird irritiert.

Häufig kommt es vor, dass im Vaginalabstrich sowohl Kokken als auch Pilzsporen gefunden werden. Meist liegt dabei der pH-Wert über 4,5. Ursächlich wird dies am zirkadianen Tagesrhythmus liegen, das heißt, es werden am Tag die Hormongrade 2-3 bzw. 2-4 durchlaufen. Fragt man die Patientin, dann wird sie immer angeben, dass, wenn sie sich abends ruhig hinsetzt, Juckreiz verspürt. Dort kommt es zum Abfall des pH-Wertes unter 4,3, was den Juckreiz verursacht, und dort können sich die Pilze vermehren.

Im höheren vaginalen pH-Wert werden auch die Hyphen des Candida albicans immer schmaler, bis sie im Hormongrad 1 als Fäden zu sehen sind, an denen sich kleinste Kugelbakterien anlagern. Das lässt vermuten, dass die **Schimmelpilze** aus den Hyphen des Candida albicans bei noch geringerem Nährstoffangebot durch weitere Mutation entstehen. So erging es auch den Pilzen auf der Sebaurogh-Agar-Platte, die, wenn ich vergessen hatte, sie vor dem Urlaub durchzuschauen, danach durch den eingetretenen Nährstoffmangel auf der Platte mit dünnen Schimmelpilzfäden übersät war.

Deshalb richtet sich die Form der Bakterien und Pilze nach den Stoffwechselbedingungen des Wirtsorganismus. Die Vermehrung der Bakterien und der Pilze ist pH-Wert- und damit hormonabhängig.

Die Beurteilung der Hormongrade in der Scheide ist stark von der subjektiven Beurteilung geprägt, damit ist eine objektive Einteilung in die Hormongrade relativ schwierig.

Einen alleinigen Hormongrad sieht man selten unter dem Mikroskop und eigentlich nur als Hormongrad 3 oder Hormongrad 1.

Es sind so gut wie immer Mischformen der Hormongrade vorhanden.

Im *Hormongrad 4* der Scheide werden extrazellulär wenig Stäbchen und intrazellulär wenig Kokken und insgesamt wenig Leukozyten bei einem pH-Wert um 4,7 gesehen. Die Keime bewegen sich kaum. Hier ist die körpereigene Abwehr gegenüber Infektionen durch den Sauerstoffreichtum in der Zelle am höchsten, denn Estrogene bringen über die Membran-Transportbeeinflussung den Sauerstoff, das Wasser und die Nährstoffe in die Zelle hinein. Die Zellen im Hormongrad 4 sind groß und rund.

Wie wir wissen, hat Sauerstoff eine desinfizierende Wirkung. Es herrschen aerobe Zustände in der Zelle.

Im *Hormongrad 3* sieht man fast ausnahmslos Stäbchen, die ganz still liegen und sich überhaupt nicht bewegen. Mit hoher Wahrscheinlichkeit sind sie aus Kokken entstanden, die sich im sauren Milieu entsprechend den osmotischen Bedingungen von Kugelbakterien über Kurzstäbchen lang und schmal ausgezogen haben. Auch hier werden im mikroskopischen Bild wenig Leukozyten gefunden. Die Zellen sind schmal, schiffchenförmig ausgezogen und an den Rändern gefaltet. Das kann nur geschehen, indem die Zellen durch die

Gestagene „ausgepresst" werden, wodurch mit dem Wasser die Stoffwechselprodukte aus den Zellen entfernt werden. Diese Zellen sind sauerstoffärmer, da der Sauerstoff verbraucht wurde. So ist es auf der energieärmeren Seite.

2.8.3. Die Keimbesiedlung in Abhängigkeit vom Hormongrad unter Berücksichtigung der Stoffwechselstörungen bis hin zur Krebsentstehung

2.8.3.1 Der Gärungsstoffwechsel – Nährboden für Viren, insbesondere der HPV-Viren, Pilze, Chlamydien, Mykoplasmen und B-Streptokokken

- *Wenn aber durch sehr hohe Estrogene im Hormongrad 4 zu viel Sauerstoff in die Zelle gelangt, laufen die Verbrennungsvorgänge überstürzt ab. Wenn der Zustand genügend lange anhält, bricht der Hormongrad 4 auf die energiereiche rechte Seite in den Hormongrad 3 um. Es werden in den einzelnen Zellen unterschiedlich viele Radikale gebildet. Durch die zunächst höhere Temperatur wird die Leitfähigkeit für die entstandene Energie erhöht, welche die Gene verändert (Eisen lässt sich nur bei hohen Temperaturen schmieden). Es beginnt eine Kettenreaktion in den Zellkernen. Es entsteht über den Überfluss ein ungebremstes, chaotisches Wachstum, schlimmstenfalls der Krebs. Damit entsteht ein ausgebranntes sauerstoffarmes System bei einem pH-Wert von unter 3,9. Bei den nun kälteren Temperaturen in der Zelle wird wohl in diesem Hormongrad der genetische Zustand der Krebszelle festgeschrieben (das Eisen erstarrt in der neuen Form). Hier bricht die körpereigene Abwehr zusammen, das heißt, das erstarrte System ist nicht mehr reaktionsfähig (zytologisch PAP I/3). Je nach dem Ausmaß dieser Veränderungen stirbt entweder das Individuum ab, oder es sind nur einzelne Zellen im Körper betroffen. Der Stoffwechsel dieser Zellen stellt sich in dem an Sauerstoff verarmten Milieu um und läuft anaerob unter Gärung ab.*

Die Krebszelle benötigt zum Wachstum und zur Vermehrung dieses anaerobe Milieu, wie das auch bei den Viren, Pilzen, Chlamydien, Mykoplasmen und den B-Streptokokken der Fall ist.

Wenn die *Viren* ideale Bedingungen für ihr Wachstum und die Vermehrung vorfinden, werden sie den Stoffwechsel der Wirtszelle umprogrammieren, was von den Viren beim Cervixkarzinom bekannt ist. Dadurch erkrankt der Wirtsorganismus in einem Organsystem (Infekt der oberen Luftwege) oder insgesamt (grippaler Infekt). Abhängig ist dies auch von der Virulenz der Keime, die in den Organismus eingedrungen sind.

Eine Zelle im so gut wie ausgebrannten Zustand, in der sich der Stoffwechsel auf die sauerstoffärmere Gärung umgestellt hat, kann von den Viria als die Ruhephase der Viren besetzt werden. In diesem Milieu können sich die Viren vermehren und werden damit virulent. Jedenfalls erkrankt die Patientin, bei der HPV-Viren nachgewiesen werden, eher an einem Cervixcarcinom wie vergleichsweise auf dem Boden der Virushepatitis öfter ein Leberkrebs entsteht.

Ob die Viren das Umprogrammieren des Zellstoffwechsels bewerkstelligen oder ob die Viren in dem umprogrammierten Stoffwechsel der Krebszelle ideale Wachstums- und Vermehrungsbedingungen (das ist eher meine Meinung) finden, sei dahingestellt. Möglicherweise dient dann der Virusnachweis lediglich als Indikator bei der Krebsentstehung, denn nicht jeder Krebs scheint eine Virusgenese zu haben. Ich habe bei meinen Patientinnen in wenigen Fällen ein

Carcinoma in situ gesehen, bei denen der HPV-Virus-Nachweis negativ war. Auch nicht jeder Leberkrebs basiert auf einer Virushepatitis.

Ursache des Krebses sind wohl eher die genetisch veränderten Stoffwechselbedingungen, deren Ursache die ausgeprägte Hormonstörung ist.

Beim positiven HPV-Abstrich im High-Risk-Bereich fand ich meist im Cervikalkanal einen tiefsauren pH-Wert von 3,9 und darunter. Der Cervixschleim war weiß, noch ziehbar, aber von gallertiger Konsistenz. Bei Abnahme des Zellabstrichs blutete es oft stärker aus dem Cervikakanal. Unter dem Mikroskop wurden kaum Leukozyten gefunden oder sie lagen in einzelnen Haufen. Vom Zytologen wurde mir folgender zytologische Abstrich übermittelt: Gruppe I/HG 3, was meine vorhergehenden Überlegungen und Untersuchungsergebnisse unterstützt.

Im vaginalen Ultraschall wurde in solchen Fällen ein stets sehr dunkles Endometrium gefunden, was auf hohe Estrogene schließen lässt. Es ließ sich so gut wie immer retrouterine Flüssigkeit im Douglas nachweisen, und man sah im Ultraschall im Colon vermehrt Meteorismus (Gärungsgase).

Seltener kam beim positiven HPV-Abstrich im High-Risk-Bereich der zytologische Befund Gruppe II/HG 2-3-4 Mischflora zurück. Hier war im Halskanalbereich der pH-Wert über 4,7, das heißt, das Abwehrsystem reagierte wieder, wenn auch im niederen Hormongrad.

Nicht selten wurde beim HPV-positiven Befund ein Carcinoma in situ gefunden. Wie bekannt ist, bleibt dieser Umwandlungsbereich allgemein zunächst ohne Wachstumstendenz als umschriebene Epithelveränderung mit den zytologischen Merkmalen eines Karzinoms, jedoch ohne die histologischen Merkmale der Proliferation.

Im Hormongrad 3 lassen sich grampositive säureresistente *B-Streptokokken* gehäuft nachweisen. Sie führen gerade bei den Neugeborenen nach der Passage der infizierten Vagina bei der Geburt zu schweren, lebensbedrohenden Erkrankungen wie dem *Atemnotsyndrom* oder im Säuglingsalter zum *plötzlichen Kindstod,* meist drei Monate nach der Geburt, wenn der mütterliche Immunschutz aufgebraucht ist und das Kind in der immunologischen Lücke noch nicht seinen eigenen Immunschutz aufgebaut hat.

Übrigens heißen die B-Streptokokken auch Streptokokkus agalacticus, was in dem tiefsauren Scheideninhalt, in dem sie sich vermehren, das Fehlen von Milchzucker und damit der Milchsäure vermuten lässt. Das fehlende Glykogen in den Zellen führt zur negativen Schillerschen Jodprobe (ausgebranntes System).

Chlamydien und *Mykoplasmen* lassen sich im gleichen Milieu nachweisen. Sie sind bekannt als Verursacher von *Frühgeburten.*

2.8.3.2 Typische Vertreter der Fäulnisbakterien in der Gynäkologie, insbesondere des Bakteriums Gardnerella vaginalis

Im *Hormongrad 2* wandeln sich die stäbchenförmigen Bakterien über Kurzstäbchen zu ringförmigen Bakterien um oder sie werden durch weiterführende Flüssigkeitsaufnahme zu Kugelbakterien geformt. Im Hormongrad 2 finden die Bakterien zunächst die besten Vermehrungsbedingungen, denn der pH-Wert liegt über 5.

Im mikroskopischen Bild ist der Abstrich mit Kurzstäbchen und auch Kokken übersät und es sind viele Leukozyten vorhanden.

Das zeigt, dass das System wieder reagiert, wenn auch mit verminderter Abwehrkraft. Die Zellen im Hormongrad 2 sind circa halb so groß wie die Zellen im Hormongrad 4, haben aber gleich große Zellkerne. Das erklärt möglicherweise auch den höheren pH-Wert bei HPV-positiven Befunden und beim entstandenen Carcinoma in situ, denn der führende Hormongrad 3 ist dann in den nun führenden Hormongrad 2 abgefallen.

Wenn wir uns fragen, wie die Stoffwechselbedingungen im Hormongrad 2 sind, so kann man sich an den Bakterien, die in diesem Hormongrad wachsen, orientieren. Da im Hormongrad 2 vor allem gramnegative, fakultativ anaerobe und ausschließlich anaerob lebende Bakterien gefunden werden, muss im Hormongrad 2 ein sauerstoffarmes Milieu vorherrschen.

Die Fäulnisbakterien, als Aerobier Proteus, Pseudomonas, als Anaerobier zahlreiche Arten von Clostridien, finden ideale Wachstumsbedingungen und können sich dort vermehren. Sie werden, wo sie auftreten, entsprechende Organe durch ihre Stoffwechselprodukte schädigen.

- *Daraus kann abgeleitet werden, dass, wenn die Keimbesiedlung bekannt ist, Rückschlüsse auf die hormonelle Situation und die Stoffwechselsituation in den Zellen gezogen werden können.*

Wie ich auf diese Gedanken gekommen bin? Die Natur macht es uns vor. In der Natur wachsen und vermehren sich Pflanzen nur, wenn die Milieubedingungen stimmen. Dabei müssen der pH-Wert des Bodens, die Luftfeuchtigkeit, die Wärme, das Licht und das Nahrungsangebot stimmen, sonst gehen die Pflanzen ein. Umgekehrt kann man anhand der Bodenbeschaffenheit und der anderen Faktoren Rückschlüsse ziehen, ob unter den Gegebenheiten bestimmte Pflanzen gut anwachsen. Diese Erkenntnisse werden in der Land- und Forstwirtschaft ausgenutzt.

Der *Stress des Alterns* mit Sinken der Hormonproduktion, sei das Altern physiologisch oder vorzeitig, führt zum Absinken des Hormongrades bis zum Hormongrad 2-1.

Wenn die Hormone bestimmt werden, ist vor allem FSH erhöht, da die Estrogene absinken. Das Gleiche, nur eher, lässt sich beim LH nachweisen, da die Gestagene oft unter die Nachweisgrenze abgefallen sind. Oft gesellt sich eine Hypothyreose dazu, das heißt, das TSH steigt an. Die Androgene (freies Testosteron, DHEA, Androstendion) nehmen auch ab. Kommt noch Stress hinzu, verschlechtert sich die hormonelle Situation.

Da viele Frauen älter als die Männer werden, muss man sich fragen, welche besonderen Kompensationsmechanismen bei der Frau vorhanden sind. Es wird an den restlichen Estrogenen liegen, besonders an denen, die im Fett gebildet werden. Da keine Gestagene mehr nachweisbar sind, reichen möglicherweise viel weniger Estrogene, die den Stoffwechsel aufrechterhalten, wenn auch in einer reduzierten Form als anaerober Stoffwechsel. Deshalb sinkt auch die Leistungsfähigkeit der alten Frau.

Werden *Schilddrüsenhormone* substituiert, bessert sich die hormonelle Situation. Wir sehen bei der alten Frau die Mischform der Hormongrade 3-4-2. Dabei reduzieren sich die Anaerobier.

- *Anaerobe Bakterien sind Keime, die im Hormongrad 2 und 1 zur Fäulnis führen. Betroffen ist hierbei vor allem der Eiweißstoffwechsel.*

Jeder Gynäkologe wird mit einem typischen Vertreter des anaeroben Stoffwechsels, der *Gardnerellainfektion,* konfrontiert, auch bekannt als *bakterielle Vaginose* oder *Aminkolpitis.* Der Name Aminkolpitis rührt daher, weil bei ihr ein typischer fischähnlicher Fäulnisgeruch auftritt.

In den sauerstoffreichen Zellen des Hormongrades 4 werden diese Anaerobier nicht gefunden, da sie unter aeroben Bedingungen nicht leben und sich vermehren können. Sie sterben ab. Im Hormongrad 3

und 4 sieht man deshalb unter dem Mikroskop viel weniger Kugelbakterien und Kurzstäbchen als im Hormongrad 2.

- *Der Unterschied zwischen der bakteriellen Vaginose und
  der Aminkolpitis besteht in dem führenden Hormongrad im
  zirkadianen Tagesrhythmus.*
  *Ist dieser vorrangig 4 bei 4-2, dann sind kaum Entzündungs-
  zeichen vorhanden, das heißt, wir sehen wenig oder kaum Leukozyten. Dort haben die Patientinnen auch keine Beschwerden
  (**bakterielle Vaginose**).*
  *Wird aber der Hormongrad 2 führend (Hormongrad 2-4),
  dann sieht man viele Kurzstäbchen und Leukozyten als Zeichen der entstandenen **Aminkolpitis**. Hier finden wir auch
  verstärkt den störenden fischartigen Geruch als Zeichen der
  anaeroben Stoffwechselvorgänge in den Zellen mit Fäulnis.
  Der pH-Wert im Scheidensekret beim Nachweis einer mani-
  festen Gardnerellainfektion liegt immer über 4,5.*
  *Ursache ist der Estrogen- und vor allem der Gestagenmangel
  bei Anstieg der Stresshormone. Die Aminkolpitis wird so gut
  wie nur bei der jungen Frau gefunden.*

Befragt man diese Patientinnen, so klagen alle über eine mehr oder
weniger sie belastende Stresssituation, ob im familiären oder beruf-
lichen Umfeld.

Stress führt am ehesten zur Gardnerellainfektion. Wird diese Stresssituation nicht abgestellt, werden diese Patientinnen immer wieder ein Re-
zidiv der Gardnerellainfektion, auch Aminkolpitis genannt, erleiden.

Obwohl eine Partnerbehandlung zur Keimreduktion sinnvoll ist,
wird sich bei der Patientin nach und nach immer wieder die gleiche
Kokkenkolpitis einstellen, da es sich ursächlich um eine Hormonstörung der Patientin handelt. Sie wird die Infektion nur hormonell,
zum Beispiel durch Gabe einer gestagenbetonten Pille, in den Griff

bekommen. Besser ist es, die Lebensumstände zu ändern und die Stressfaktoren zu reduzieren.

Anaerobier befinden sich auch mehr oder weniger im Colon mit vermehrter Gasbildung, was im vaginalen Ultraschall nachweisbar ist. Da aber Fäulnis zu stark riechenden Gasen führt, fühlen sich die Patienten sehr belästigt.

Aber auch andere Körperstellen können betroffen sein, wo die lästige Gasbildung stört, zum Beispiel bei der Entstehung des Mundgeruches. Unter bestimmten Bedingungen beginnen die Bakterien im Mund, dabei handelt es sich vorrangig um Fusobakterien und Actinomyceten, Eiweiß in ziemlich großen Mengen zu verdauen, nämlich dann, wenn der Stoffwechsel in den anaeroben Zustand auf Grund des Sauerstoffmangels umgeschaltet worden ist. Deshalb lässt sich auch der Mundgeruch durch forcierte Mundhygiene nicht beeinflussen, denn diese Bakterien halten sich am Zungengrund in feinen Spalten auf. Nur die Anhebung des Hormongrades beseitigt dieses Übel.

Die durch Anaerobier verursachten Infektionen sind teils lokal beschränkt wie beim Empyem, bei der Adnexitis, bei gynäkologischen Abszessen oder bei der Appendizitis, aber wenn sich Infektionen ausbreiten, entsteht eine Peritonitis und schlimmstenfalls die Sepsis. Dabei handelt es sich meist um Mischinfektionen.

Aus dieser Erkenntnis kann geschlussfolgert werden, dass eine Veränderung der Stoffwechsellage Mutationsvorgänge bei den Mikroorganismen im gesamten Organismus hervorrufen kann. Der Stoffwechsel aber wird hormonell gesteuert.
    Die mutierten Keime, die nun einen pathogenen Charakter annehmen, können entweder an vereinzelten Zellen, an den verschiedenen Organsystemen oder im gesamten Organismus Schäden nach sich ziehen. Dabei spielt der Hormongrad eine entscheidende Rolle.

Sinkt aber der Hormongrad in der Scheide noch mehr ab *(Hormongrad 1)*, dann ist der Stoffwechsel, der hormonabhängig ist, in den Zellen und in den Bakterien reduziert. Der Blutdurchfluss nimmt ab und damit reduziert sich noch mehr die Sauerstoffzufuhr. Im mikroskopischen Bild werden die Zellen immer kleiner. Selbst die Kokken verlieren an Größe. Es sind sehr viele Leukozyten nachweisbar. Dabei steigt der pH-Wert auf über 6 an. Wir sprechen von der atrophischen Kolpitis. Dabei kann der gesamte Körper wie beim sehr alten Menschen einbezogen sein oder nur einzelne Körperstellen.

Zusammenfassend kann gesagt werden, dass das Leben sich in den Mischformen der Hormongrade abspielt. Dort ist das mikrobiologische Bild vielfältig. Die Ursache ist der zirkadiane Tagesrhythmus, das heißt die Hormongrade, die an einem Tag durchlaufen werden (siehe vorn).

Von der hormonell geprägten Abwehrkraft und Resistenzlage eines Organismus und der Menge und Virulenz der Keime, die in den Körper eindringen, wird es abhängen, ob der Organismus an den Keimen erkrankt oder nicht.

Die Überwindung der Infektion, aber auch ihre Persistenz stellen immer einen Stress für den Organismus dar. Dabei werden das Hormonsystem und auch der Stoffwechsel beeinträchtigt, was das Anwachsen von pathogenen Keimen erleichtert oder erschwert.

Die Keime führen nur dann zur Infektion, wenn die Resistenzlage, die durch den Hormongrad geprägt wird, dies zulässt. Die Infektion ist somit nicht nur abhängig von den von außen einverleibten Keimen, sondern sie kann auch von innen heraus durch Stoffwechselstörungen entstehen. Das wird durch die Infektanfälligkeit des Diabetikers bewiesen.

Je besser der Organismus hormonell ausgerüstet ist, umso höher ist seine Widerstandskraft. Die Infektion wird am ehesten von dem Körper über-

wunden, dessen Immunsystem intakt ist. Das wiederum hängt von der individuellen Hormonsituation, in der sich der Körper gerade befindet, nachweisbar am Hormongrad in der Scheide, ab.

Je besser die hormonelle Situation im Menschen ist (Hormongrad 4-3 und 3-4, pH-Wert um 4,3 bis 4,7 in der Scheide), umso resistenter wird er gegenüber Erkrankungen und umgekehrt.

Mit sinkendem Hormongrad wird er anfälliger gegenüber bakteriellen Infektionen, während er im Hormongrad 3 auf der energiereichen Seite an Viren, Chlamydien, Mykoplasmen, B-Streptokokken oder am Candida albicans erkrankt.

Mutationen entstehen bei extremem Hormonüberschuss oder extremem Hormonmangel, verursacht durch Stress.

Mit hoher Wahrscheinlichkeit handelt es sich bei den Mikroorganismen in der Scheide immer wieder um die gleichen Keime, die sich auf Grund der Osmose/Mutation/Rückmutation in den verschiedenen Variationen zeigen.

Nach gleichen Gesichtspunkten lässt sich auch die Resistenzbildung bei der antibiotischen und antimykotischen Therapie erklären. Bei unterdosierter Therapie haben die Keime genügend Zeit, sich über die Mutation den neuen Stoffwechselbedingungen anzupassen.

2.9 Der Zusammenhang zwischen Hormoneinnahme und Beschwerden im genitalen und extragenitalen Bereich

Der pH-Wert der Scheide, der gegenüber anderen Körperregionen leicht messbar ist, entsteht aus der Summe der Hormone und den daraus resultierenden Stoffwechselvorgängen. Bei Hormonstörungen kommt es zur Verschiebung des pH-Wertes in den basischen oder in den sauren Bereich.

- *Das mehr basische Milieu macht das Gewebe weich, während im stark sauren Milieu das Gewebe angespannt wird. Ist das Hormonsystem in Ordnung, sind beide Kräfte im Einklang, das heißt, im gynäkologischen Bereich besteht im Unterbauch kein Druck nach kaudal und kein Zug nach kranial. Die Patientin ist beschwerdefrei.*

Ich habe mir lange überlegt, weshalb alte Menschen keine Abwehrspannung bei der akuten Appendizitis entwickeln.

Bei der Erklärung hilft der Hormongrad. Wenn der Hormongrad auf 2-1 abgesunken ist, ist der pH-Wert immer über 6 und höher, das heißt, es herrscht ein mehr basisches Milieu in der Scheide. Da die alten Menschen oft keinen Hormongrad 3 mehr erreichen, verkürzt sich nicht das Gewebe. Es bleibt weich. Deshalb kommt es bei der akuten Appendizitis im Alter nicht zur Abwehrspannung.

Nachvollziehen lässt sich dieser Gedankengang mit Hochspannungsleitungen, die von Mast zu Mast im Freien gespannt werden. Im Sommer bei höheren Temperaturen dehnen sie sich aus, im Winter bei Eis und Schnee ziehen sie sich auf Grund der Kälte zusammen.

Wenn wir dieses Phänomen mit den Hormongraden vergleichen, dann würde die Verkürzung der Bänder und Gewebe dem Hormongrad 3 entsprechen, das Ausdehnen dem Hormongrad 2 und 1 oder dem führenden Hormongrad 4 mit sehr hohen Estrogenen, wenn die Gestagene fehlen oder ungenügend gebildet werden.

Steigt oder fällt der Hormongrad in den führenden Hormongrad 4 oder 2 oder 1, kommt es tagsüber beim Patienten beim Stehen durch die Auflockerung der Sehnen und Bänder zu einem Druck nach unten. Das kann bei den Patientinnen mit anovulatorischem Zyklus oder bei der stillenden Frau vorübergehend sein oder der Hormongrad 3 wird aus Alterungsvorgängen nicht mehr erreicht.

Deshalb leiden besonders Frauen im Alter an einem Deszensus des Uterus und der Scheidenwände. Das Gewebe erschlafft.

Durch den Hormonmangel bei der alten Frau verliert das Gewebe an Dicke und Spannkraft. Deshalb ist oft das Scheidenepithel bei der sehr alten Frau durch den Hormonmangel papierdünn und erfordert vor der Operation des Deszensus eine konsequente Estrioltherapie der Scheide. Die vermehrten Androgene aus den Nebennieren, aber wohl viel eher der Androgenmangel, lassen das Genitale nach kaudal treten, was zu Schmerzen im Unterbauch führt.

- *So ist die Stellung des Uterus im kleinen Becken wie auch Größe der Genitalorgane hormonabhängig.*

Durch diese Auflockerung des Bindegewebes kann auch an der Wirbelsäule die gleiche Symptomatik auftreten, das heißt, es entsteht schlimmstenfalls der *Bandscheibenvorfall* mit entsprechender Schmerzsymptomatik.

Als Ursache spielen vor allem die Stresshormone eine große Rolle, die den Hormongrad absenken können.

Aus gleichem Grund klagen die Patientinnen über *unklare Unterbauchbeschwerden* und/oder *Rückenschmerzen*. Dabei liegt der Hormongrad vorwiegend bei 3 mit Anspannung der Sehnen, Bänder und der Muskulatur. Das bedeutet nichts anderes, als dass sich das Bindegewebe verkürzt. Diese Schmerzen treten besonders nachts in Ruhe auf und halten bis zum Morgen an. Die Patientinnen klagen dann über eine gewisse Morgensteifigkeit in den Gelenken. Bei Bewegung verschwinden die Symptome.

Über Unterbauchschmerzen und Rückenschmerzen klagen aber auch die Patientinnen, wenn der Stress des Tages zu groß wird. Dann wird der Hormongrad 2 oder 1 führend. Die Patientinnen klagen über einen Druck nach unten und Rückenschmerzen durch Erschlaffung der Sehnen und Bänder.

2.9.1. Pilleneinnahme und geklagte Symptome

Wenn die Antibabypille eingenommen wird, kommt es relativ häufig zu Beschwerden bei den Patientinnen. Diese können leicht sein oder stärkere Formen annehmen. Eine in der Zusammensetzung falsch gegebene Pille bedeutet Stress für den Organismus der Frau.

Gemeint sind als *Beschwerden im gynäkologischen Bereich* die Dysmenorrhoe, die einseitige oder doppelseitige Mastopathie, Unterbauchbeschwerden, Fluor und das Entstehen von Zysten, nachweisbar im vaginalen Ultraschall.

Zysten an den Ovarien entstehen auch unter der Pille immer durch Hormonstörungen. Dabei kann die Pille zu hoch oder zu niedrig dosiert sein. Sicherheit bringt nur die Hormonbestimmung.

*Das **Anwachsen von HPV-Viren** zeigt an, dass das Ethinylestradiol bei* der Mikropille zu hoch dosiert oder unter der Minipille das Estradiol zu hoch angestiegen ist. Sind die Androgene zu hoch, müssen sie zum Estrogen hinzuaddiert und durch eine antiandrogene Pille reduziert werden.

Zu den *extragenitalen Beschwerden* zählen die Akne, der Hirsutismus, Kopfschmerzen, Schwindel, Übelkeit und Magenbeschwerden, Meteorismus, Glieder- und Gelenkschmerzen, Schmerzen in den Beinen, Gewichtszunahme, seltener die Gewichtsabnahme und Sehstörungen, das heißt, das Bild ist sehr vielfältig.

Häufig wird die Ursache der Beschwerden verkannt, das heißt, diese werden nicht der Pilleneinnahme zugeordnet. So kommt es oft vor, dass beim Hausarzt wegen Kopfschmerzen eine Kernspintomografie des Kopfes veranlasst wird, anstatt dass der Gynäkologe einen gebotenen Pillenwechsel vornimmt. Setzen Patientinnen mit Beschwerden die Pille ab, dann verschwinden diese meist von selbst.

- *Die Pille muss bei Beschwerden immer umgestellt werden. Der Körper gewöhnt sich nicht an eine falsche Pille, da die Hormonproduktion genetisch fixiert ist. Wird eine falsche Pille über längere Dauer eingenommen, kann es vorkommen, dass die Gene verändert werden, besonders bei der Überdosierung des Ethinylestradiols. Das wirft die Frage auf, ob deshalb so viele Mammakarzinome bei jungen Mädchen entstehen.*

Die Schwierigkeit in der Einstellung der Antibabypillen liegt daran, dass die Überdosierung und die Unterdosierung der Pille ähnliche Symptome machen. Deshalb müssen die Hormone gemessen werden. Auf Grund der klinischen Beschwerden der Patientinnen kann nicht sicher auf den hormonellen Status geschlossen werden. Man sieht der Patientin normalerweise den Hormonstatus nicht an, auch nicht dem Vaginalsmear unter dem Mikroskop, da es eine energieärmere und eine energiereiche Seite gibt, die unterschiedlich behandelt werden müssen.

Im Hormongrad bei der mikroskopischen Untersuchung sehen wir immer nur den Ist-Zustand, wir wissen aber nicht, ob es sich um ein aufsteigendes, energieärmeres oder ein abfallendes, energiegeladenes System handelt, denn:

Erklimmt ein Wandersmann einen Berg und er findet eine rastende Wandergruppe, so kann er auch nicht sagen, ob die rastende Gruppe noch zum Gipfel aufsteigen muss oder ob sie sich bereits im Abstieg befindet. Er wird sie fragen müssen.

- *Es muss eine Hormonuntersuchung angeordnet werden, um sich Klarheit über den Zustand der Hormone zu verschaffen.*

Am besten ist es, man bestimmt die Hormone vor der ersten Pilleneinnahme am 21. Zyklustag, da hier am ehesten unverfälschte Werte zu erwarten sind. Wird die Pille schon eingenommen und es treten dann Beschwerden auf, ist das Hormonsystem mehr oder weniger beeinflusst.

Dabei ist die Bestimmung von FSH, LH, Estradiol, Progesteron und des freien Testosterons oft ausreichend. Wird die Pille schon eingenommen, kann die Bestimmung von Estradiol und Progesteron weggelassen werden. Im Sonderfall müssen das TSH, das Prolaktin, das DHEAS, das Androstendion und das SHBG mitbestimmt werden. Das Kortisol ist ohne Pille so gut wie immer normal, es steigt unter der Pille an, wenn das Gestagen zu hoch dosiert wurde. Das Gestagen wird dann in der Nebenniere zu Kortisol umgewandelt.

Wenn das FSH kleiner 0,1 ist, ist das Ethinylestradiol (EE) zu hoch dosiert. Dann ist auch oft das LH kleiner 0,1. Der Versuch mit der Minipille gelingt oft nicht, da auch unter dem alleinigen Gestagen das erhöhte Estradiol unter einer antiandrogenen Minipille wie Cerazette nicht gesenkt werden kann. Solchen Patientinnen gibt man am besten eine antiandrogene Pille mit einem niedrigen Ethinylestradiolanteil wie die Pille Yasminelle. Diese Patientinnen sind meist überhaupt nicht behaart (siehe unten).

Es gibt aber auch Fälle, wo unter der Minipille das Estradiol stark absinkt und FSH und LH ansteigen, was ebenso Beschwerden bereitet. Dabei werden beim FSH-Werte um 3 bis 5 gefunden. Bei FSH um 3 passt am ehesten eine Pille wie Yasmin oder Marvelon. Steigt das FSH noch weiter an, muss eine Pille mit einer Restandrogenität gegeben werden wie das Minisiston.

Ist das freie Testosteron unter der Pille relativ hoch (über 1,0), ist stets eine antiandrogene Pille indiziert.

Kehrt sich aber der Faktor bei erhöhtem FSH zwischen FSH und LH zu Gunsten des LH um, kann davon ausgegangen werden, dass die Patientin kaum in der Lage ist, aus Androgenen Estrogene zu bilden. Hier ist die Gabe von Diane 35 sinnvoll, da diese Pille die männlichen Hormone reduziert und ausreichend EE hinzugefügt wird.

2.9.2. Akne und Hirsutismus bei der Frau

Aus männlichen Hormonen werden Estrogene gebildet (siehe Abbildung 3 im Anhang, Seite 103), das heißt, die Frau ist wirklich „aus der Rippe des Mannes entstanden". Manchmal hat es den Anschein, der Organismus der Frau ist eine Höherentwicklung, zumindest was die Vernunft anbetrifft.

- *Es ist ein Irrtum, dass die vermehrte Körperbehaarung mit vermehrt männlichen Hormonen einhergeht. Wenn die Hormone bestimmt werden, stellt sich beim Hirsutismus der Frau so gut wie immer ein Mangel an männlichen Hormonen (niedriges freies Testosteron), aber auch der weiblichen Hormone heraus.*

Vergleichen wir die Tatsache mit dem Tierreich, so fällt auf, dass der Löwe am Körper genauso behaart wie die Löwin ist, der Unterschied in der Behaarung liegt einzig und allein an der Löwenmähne.

Bei der Ziege sehen wir ein gleiches Bild. Das männliche Tier hat lediglich einen Ziegenbart, aber die Körperbehaarung unterscheidet sich sonst nicht von der des weiblichen Tieres.

Das Leben der Tiere ist im zeitlichen Durchschnitt kürzer als das menschliche Leben. Das könnte bedeuten, mit steigender Behaarung sinkt die Lebenserwartung.

Diese Tatsache wird von der Hormonkonstellation des jeweiligen Individuums abhängen und von deren Lebensumständen maßgeblich beeinflusst.

- *Deshalb ist die vermehrte Körperbehaarung durch einen allgemeinen Hormonmangel erklärbar und bei der Bestimmung der Hormone auch nachweisbar.*
  Tritt aber ein Bartwuchs auf, muss an vermehrt gebildete männliche Hormone gedacht werden.

Das Leben der Frau ist genauso wie das des Mannes an die Androgene gebunden, da ohne Androgene die Estrogene nicht entstehen können. Fehlende Androgene bedeuten einen Mangel an Estrogenen. Das muss vor allem bei der Hormontherapie beachtet werden.

Wenn einer vermehrt behaarten Frau, die schon an einem Androgen- und Estrogenmangel leidet, durch die Gabe antiandrogener Gestagene männliche Hormone entzogen werden, wird diese hormonell in den Hormongrad 2 oder 1 sinken, da nun auch noch die Estrogene unzureichend nachgebildet werden. Gemäß der Energieentladung kann sie ein Karzinom oder eine andere schwere Erkrankung bekommen.

Bei meinen Patientinnen jedenfalls war dieses Faktum nachweisbar. Außer gynäkologischen Karzinomen sah ich nach der alleinigen Gabe von antiandrogenen Gestagenen auch vermehrt extragenitale Karzinome.

Diskutieren muss man auch die Frage, weshalb so viele Mammakarzinome schon im jugendlichen Alter entstehen. Liegt es an der falsch verordneten antiandrogenen Pille?

Bei der Entstehung der Akne sind die Zusammenhänge ähnlich.

- *Die Akne entsteht immer durch einen Hormonmangel oder durch einen Hormonüberschuss.*

Sind die Pusteln winzig und entleeren lediglich ein weißliches Sekret in geringster Menge, kann davon ausgegangen werden, dass das EE zu hoch dosiert wurde (Hormongrad 3, 4-3 oder 3-4). Diese kleinstpustulöse Form findet sich besonders im Stirnbereich. Es fehlen so gut wie immer Entzündungszeichen. Die Abwehrlage ist gut.

Der Versuch mit der antiandrogenen Minipille oder einer im EE-Bereich niedrig dosierten Pille ist lohnenswert.

Sind aber die Pusteln groß und entleeren ein gelb-eitriges Sekret, liegt ein stärkerer Hormonmangel vor (Hormongrad 2-4), das heißt, die Abwehrlage ist schlecht. Diese Aknepusteln sind vor allem im Wangen- und Kinnbereich lokalisiert.

Hier hilft eine höher dosierte Pille mit einer Restandrogenität.

Bei dem Hirsutismus und der Akne sollten auf Grund der vielfältigen Ursachen der Hormonstörung immer die Hormone bestimmt werden, um mit der Gabe der Pille nicht zu schaden. Die Blutabnahme sollte möglichst am 21. Zyklustag geschehen. Dabei sollten FSH, LH, Estradiol, Progesteron, TSH, Prolaktin, freies Testosteron, Androstendion, DHEAS, SHBG und gegebenenfalls Kortisol bestimmt werden. Nimmt die Patientin bereits die Pille ein, erübrigt sich die Bestimmung von Estradiol und Progesteron.

2.9.3. Hormonersatztherapie

Eine Hormonersatztherapie muss wie bei der Pilleneinnahme der individuellen Hormonkonstellation angepasst werden.

Dabei bildet die Gesamtheit der Hormone ein geschlossenes System, denn „keiner kann aus seiner Haut heraus".

Die Hormonersatztherapie gestaltet sich wie bei der Pille deshalb so schwierig, da die Über- bzw. die Unterdosierung der Hormone der peripheren endogenen Drüsen ähnliche Krankheitsbilder verursachen.

So ist es wie bei einem bewusstlosen Diabetiker, wo die Hypoglykämie von der Hyperglykämie vom Klinischen her kaum auf Anhieb zu unterscheiden ist. Erst die intravenöse Gabe von hoch konzentriertem Zucker schafft Klarheit: War es ein Zuckermangel, das heißt, der Diabetiker befand sich im Schock, dann wird er aufwachen. Ist es aber ein diabetisches Koma, dann hilft nur die Gabe von Insulin, um ihn aus seiner Bewusstlosigkeit herauszuholen.

Auch wenn die Hormonwerte der peripheren endokrinen Drüsen noch normal sind, können die Hypophysenvorderlappenhormone, welche die peripheren Drüsen steuern, bereits verändert sein, nämlich dann, wenn die Speicher der peripheren endogenen Hormone im Körper zur Neige gehen oder leer sind.

Vergleichbar ist dieser Zustand mit einem noch normalen Calciumspiegel im Blut bei Vorliegen einer schon schweren Osteoporose.

Deshalb stimmen die Symptome der geklagten Beschwerden der Patienten aller Altersstufen wesentlich besser mit den Laborwerten der stimulierenden Hormone des Hypophysenvorderlappens als mit denen der peripheren Hormone überein (siehe auch vorn bei der Pille).

Beim Auftreten von starken Beschwerden auch unter der Hormoner-satztherapie ist möglichst die vollständige Analyse aller lebenswichti-gen Hormone für die Therapie von großer Wichtigkeit, auch um ihre Zusammenhänge begreifen zu können.

- *Die Messung der Hormone, insbesondere die Messung der Hypophysenhormone, bringt am ehesten Klarheit und Sicherheit in die Diagnostik und Therapie von Hormon-störungen.*

Diese Tatsache wird in der Diagnostik und Therapie bei Sterilität bereits angewandt, in Ausnahmefällen auch im Klimakterium.

2.10. Endokrinologie in der Schwangerschaft und in der Geburtshilfe und ihre Störungen

Unsere Naturgesetze laufen alle gleich ab. Das Wachstum des Em-bryos und des Foetus während einer Schwangerschaft lässt sich mit den drei Jahreszeiten Frühling, Sommer und Herbst vergleichen. Im Herbst werden die Früchte geerntet, was der Geburt eines Kindes entspricht (siehe Anhang, Tabelle 2 „Vergleich der Schwangerschaft mit den vier Jahreszeiten in der Natur", Seite 105).

Der Winter entspricht dem Absterben des Kindes im Mutterleib, nämlich dann, wenn die Hormonproduktion versagt (Burnout) und der Stoffwechsel zusammenbricht. Die extreme Hormonstörung kann von der Plazenta als plazentare Insuffizienz ausgehen, aber sie kann auch verursacht werden durch die extragenitalen Hormone wie durch die Unterfunktion der Schilddrüse. Das Herz bleibt einfach unter einem extremen Hormonmangel stehen, sowohl beim ungeborenen Kind, als auch beim jungen Menschen und erst recht im Alter. Durch extreme Stresssituationen wird das Risiko, an einer lebensbedrohlichen Erkrankung wie an einer schweren Infektion oder an Krebs zu leiden, erhöht.

So verläuft unsere Lebenslinie als ein Auf und Ab, geprägt durch Hormonschwankungen. Die Hormonproduktion orientiert sich an den Genen, wird aber durch die äußeren Lebensumstände wesentlich beeinflusst. Durch extreme Hormonstörungen können die Gene, wie vorn beschrieben, verändert werden.

Nach gleichem Schema erkrankt die Frau auch in der Schwangerschaft.

- *In der Schwangerschaft treten durch Hormonstörungen die gleichen Symptome auf wie außerhalb der Schwangerschaft. Es ist immer nur eine Frage des Anstiegs oder Abfalls der Hormone, welche den Regelkreis des Lebens stören und somit eine Krankheit entstehen lassen.*

  Nur ausreichend hohe Estrogene und Gestagene im ausgewogenen Verhältnis zueinander garantieren eine glatt verlaufende Schwangerschaft.

  Deshalb sollten die Schwangeren auch keinem zu hohen Stress ausgesetzt werden, da Stress zwangsläufig zu Hormonstörungen und diese zu Erkrankungen in der Schwangerschaft führen.

2.10.1. Auswirkungen der hormonellen Situation bei der Ovulation und das Entstehen einer Schwangerschaft

Krankheiten sind Hormonverschiebungen entsprechend der Lebenslinie. Sie sind abhängig vom Hormoncode des Einzelnen im Sinne des biologischen Alters des Individuums, das heißt, ein junger Mensch an Jahren kann biologisch schon sehr alt sein und an den typischen Krankheiten des höheren Alters erkranken, was sich auch an seiner äußeren Gestalt widerspiegelt. Dies ist immer dann der Fall, wenn der Hormongrad über das normale Maß abgefallen ist. So ist es auch bei den Schwangeren.

Unsere Schilddrüse regelt das Wachstum und den Stoffwechsel, deshalb ist sie den Ovarien, die für die generative Funktion verantwortlich sind, nicht gleichgestellt, sondern übergeordnet. Dieser Umstand ist uns aus der Sterilitätsdiagnostik bekannt, da Frauen mit Schilddrüsenstörungen schwerer oder überhaupt nicht schwanger werden.

- *Es liegt nahe, dass der Vorgang der Befruchtung genauso hormonellen Steuerungsvorgängen unterliegt. Dabei wird mit hoher Wahrscheinlichkeit bei der Vereinigung der Eizelle mit der Samenzelle die momentane hormonelle Situation der Eltern in den Genen des Kindes festgeschrieben.*

Nur so ist erklärbar, dass Geschwisterkinder sich überhaupt nicht ähneln, etwas ähneln oder doch sehr gleich aussehen. So sind auch charakterliche Differenzen und Verhaltensweisen leichter zu verstehen.

- *Die genetischen Erkrankungen des Kindes entstehen bei der Vereinigung beider Eltern, die mit großer Wahrscheinlichkeit die momentane folgenschwere Hormonstörung der Eltern beim Verkehr widerspiegelt.*

Damit ist es auch wahrscheinlich, dass durch extreme Hormonstörungen bei der Mutter oder beim Vater durch den positiven Feedback-Mechanismus Störungen in der genetischen Formation des werdenden Kindes auftreten können.

2.10.2. Der Stoffwechsel in der Schwangerschaft in Abhängigkeit von den Hormonen als Energieträger des Lebens

Die Gestagene als schwangerschaftserhaltende Hormone haben eine zentrale Rolle bei der Synthese der Steroidhormone inne. Selbst aus dem Cholesterin entstanden, bilden sie den Grundbaustein für die Steroidhormone des Ovars und des Hodens als auch der Nebenniere (siehe Abbildung 3, Seite 103 im Anhang). Rückwirkend sind Hormonstörungen im Steroidhormonbereich verantwortlich zu machen für Stoffwechselstörungen, auch im Bereich des Lipidstoffwechsels.

Bei den Steroidhormonen stehen die Gestagene am Anfang der Stoffwechselkette. Alle anderen Steroidhormone stehen am Ende der Kette der Steroidhormonsynthese und können nicht mehr in andere Steroidhormone umgewandelt werden. Durch den Umbau der Gestagene in die anderen Steroidhormone sinkt der Gestagenspiegel am frühesten ab. Der Synthesedruck wird zu den lebensnotwendigen und lebenserhaltenden Glucokortikoiden und Mineralokortikoiden (linksstehend in der Abbildung 3) größer sein als zu den Hormonen, welche die generative Funktion (rechtsstehend in der Abbildung 3) innehaben.

Sind genügend Glukokortikoide und Mineralokortikoide vorhanden, werden die Gestagene in Estrogene und Androgene umgebaut. Das System ist im Gleichgewicht.

Bei positivem Stress werden vermehrt Androgene und Estrogene gebildet. Dieser Mensch ist vom Verhalten her fröhlich und die Augen leuchten. Aber starker Stress wird lebensbedrohend und negativ erlebt, besonders wenn er lange anhält. Dann wird die Hormonproduktion zu Gunsten der lebenserhaltenden Hormone (Adrenalin, TSH, Prolaktin, Glucokortikoide, Mineralokortikode) verschoben. Die generativen Hormone sinken ab, um den Körper nicht noch mit dem Entstehen einer Schwangerschaft zu belasten. Damit sinkt auch der Hormongrad und der Mensch erkrankt und altert eher. Er ist vom Verhalten her eher mürrisch, depressiv und der Augenglanz erlischt. Die Empfänglichkeit für die Werbung des anderen Geschlechts nimmt naturgemäß ab. Der Mann und die Frau, die unter starken Stress stehen, verstehen sich nicht mehr. Haben wir deshalb so viele allein erziehende Mütter?

Diese Hormonstörungen führen gerade bei den Frauen während einer Schwangerschaft zu schwangerschaftsspezifischen Erkrankungen, in der die Anforderungen an den Stoffwechsel hoch sind und das Austragen einer gesunden Schwangerschaft auf ein intaktes Hormonsystem angewiesen ist.

Die Gelbkörperhormone sind schwangerschaftserhaltend. Bei mangelnder Gelbkörperhormonbildung stirbt die Frucht ab. Dieser Zustand kann verstanden werden, wenn man sich begreiflich macht, dass alle anderen Steroidhormone aus Progesteron gebildet werden. Mit diesem Mechanismus schützt sich der Körper vor Überforderung.

Werden die geschlechtsspezifischen Hormone der Frau betrachtet, fällt das System nach der Ovulation bei ausreichender Gestagenbildung auf die Energie ärmere linke Seite ab. So ist es auch bei der

Hormonsubstitution, wenn sie angepasst gegeben wird. Man sollte sich aber vor einer Überdosierung der Gestagene hüten, da es dann in Kortisol umgebaut wird. Damit wird dem Körper eine Stresssituation vorgetäuscht, was die Estrogene und Androgene absinken lässt und der Entstehung des Diabetes mellitus Vorschub leistet.

Entsteht aber eine Schwangerschaft, ist der Stoffwechsel leicht auf die energiereiche Seite verschoben. Das Kind muss wachsen. Die Estrogene steigen stark an, aber auch die Gestagene. Die Schilddrüse als übergeordnetes Organ bildet vermehrt Schilddrüsenhormone, um die höhere Stoffwechselleistung und das Wachstum zu garantieren und die Hormonproduktion in der Plazenta zu regulieren. In der Schwangerschaft ist der Stoffwechsel physiologisch durch eine relative Überfunktion der Schilddrüse um circa 30 Prozent erhöht. Daraus resultiert ein anaboler Stoffwechsel. Folge ist das Wachstum des Kindes im mütterlichen Leib. Es handelt sich hier normalerweise um ein geordnetes System.

Bis zu der 16. SSW ist das Wachstum aller Foeten nahezu gleich. Das ist die Phase des Entstehens und der Ausdifferenzierung der Organe beim Embryo/Foetus, welches beides estrogenbetont abläuft. Dieses Phänomen ist uns vom Ultraschall bekannt.

Aber nach der 16. SSW treten Wachstumsdifferenzen auf, die bis zu einem gewissen Grade physiologisch sind und vor allem durch Gestagenschwankungen hervorgerufen werden. So entstehen Wachstumskurven, welche die Bereiche des normalen und pathologischen Wachstums des Kindes aufzeigen.

Die Schwankungen in der Hormonproduktion spiegeln sich im pH-Wert der Scheide der schwangeren Patientin wider.
Bei normalem Schwangerschaftsverlauf schwankt der pH-Wert in der Scheide in der ersten Schwangerschaftshälfte zwischen 4,3 und

4,7. Verantwortlich zu machen ist die stärkere Estrogenwirkung, die für die Ausdifferenzierung der Organe nötig ist.

In der zweiten Schwangerschaftshälfte sorgen vor allem die Gestagene neben den Estrogenen für ein rasches Wachstum und Ansteigen des Gewichts des Kindes, besonders im letzten Trimenon. Die erhöhten Schilddrüsenhormone und der relative Gestagenüberschuss führen in den Körperflüssigkeiten zur Senkung des vaginalen pH-Wertes, der um 4,3 und 4,0 liegt. Das bringt den Nebeneffekt mit sich, dass vorwiegend Stäbchen ohne wesentliche Entzündungszeichen gefunden werden. Der Muttermund bleibt durch die Verfestigung des Gewebes geschlossen, die Cervix ist bis nahe dem Entbindungstermin erhalten. Durch den niedrigeren pH-Wert in der Scheide wird einer Cervixinsuffizienz vorgebeugt und eine aufsteigende Infektion verhindert.

Am Ende der Tragzeit verlangsamt sich das Wachstum des Kindes. Das Gewicht des Kindes kann stagnieren oder eher etwas abnehmen. Das würde dem entsprechen, was über die plazentare Insuffizienz gesagt wird. Am Geburtstermin ist dies physiologisch. Die Geburt kommt höchstwahrscheinlich in Gang, indem zunächst die Gestagene abnehmen und die Estrogene dadurch relativ ansteigen.

Die Tierärzte wissen, dass auf den Gestagenabfall am Entbindungstermin die Geburt des Foetus folgt. Sie nützen dies zur Terminierung der Geburt.

Deshalb wird bei der Schwangeren kurz vor der Geburt ein erhöhter pH-Wert in der Cervix und in der Scheide gemessen. Bei einem geburtsreifen Befund liegt der pH-Wert über 4,5 am Muttermund, nachweisbar an der Blaufärbung des pH-Papiers der Firma Merck. Der Cervixschleim wird wieder ziehbar, es zeichnet. Der Beckenboden und die Cervix werden weicher, der Cervikalkanal verkürzt sich. Der Muttermund öffnet sich unter dem Druck des vorangehenden Teils von innen nach außen. Die Vorwehen beschleunigen diesen Prozess.

■   *Oxytocin ist notwendig, um die Wehen selektiv am Uterus in*

Gang zu bringen. Es wird aber erst dann aus dem Hypophysen-lappen freigesetzt, wenn der Progesteronspiegel abgefallen ist.

Damit wird auch bewiesen, dass das Progesteron das schwanger-schaftserhaltende Hormon ist. Es nimmt eine zentrale Stelle ein, indem es den Hormongrad nicht so schnell absinken lässt und an-dererseits das Estrogen bremst, damit der „Hormonberg" nicht so schnell überrollt werden kann.

So lange wie ausreichend und im ausgewogenen Verhältnis schwan-gerschaftserhaltende Hormone vorhanden sind, so lange kommt es auch nicht zu einer Frühgeburt und nicht zu über- bzw. unterge-wichtigen Kindern. Es tritt weder bei der Mutter noch beim Kind eine Infektion auf. Die Kinder werden am Termin geboren und ihre Organe sind ausgereift.

Auch haben ihre Mütter während der Geburt die wenigsten Schwie-rigkeiten, die Geburtsschmerzen werden als erträglich empfunden und sie erwarten im Regelfall ein lebensfrisches Kind unter einer „Bilderbuchgeburt".

2.10.3. Hormonstörungen in der Gravidität – Ursache für die gestörte Schwangerschaft

- *Unter extremen Belastungssituationen wie großer und anhalten-der physischer und psychischer Stress jeglicher Genese entstehen auch in der Schwangerschaft Hormonstörungen, die den Hor-mongrad verschieben und über Veränderungen des Stoffwechsels zu verzögerten oder überschnellen Wachstums- und Alterungs-vorgängen führen, denn in der Schwangerschaft sind alle Er-krankungen genauso durch Hormonstörungen erklärbar.*

Mir drängt sich bei den Hormongraden immer der Vergleich mit

der Kardiotokografie auf. Wenn der Oszillationstyp im CTG si-
lent wird, das heißt die Amplitude beträgt < 5 bpm, so ist dieser
Zustand vergleichbar mit dem Hormongrad 3. Es erfolgt keine
Reaktion und keine Gegenregulation mehr. Wenn nicht geholfen
wird, stirbt der Foet unter dem Sauerstoffmangel ab.

Die Dezelerationen im CTG kann verglichen werden mit
einem kurzfristigen Absinken des Hormongrades, die Brady-
cardie mit einem Hormonsturz in tiefere Hormongrade, die
bei längerem Bestand nicht mit dem Leben vereinbar ist oder
den Foet schwer schädigt. Der saltatorische Oszillationtyp ist
vergleichbar mit dem zirkadianen Tagesrhythmus bei mas-
sivem Stress, das heißt es werden alle Hormongrade 1-4 wie
beim gestörten Tag-Nacht-Rhythmus kurzfristig durchlau-
fen. Dabei besteht Hypoxiegefährdung. Der undulatorische
Oszillationstyp dagegen entspricht der Mischform der Hor-
mongrade im physiologischen Bereich. Er könnte einem Hor-
mongrad 3-4 und 4-3 entsprechen.

Sehr entscheidend ist vor allem die Hormonsituation in der
Frühgravidität, in der die Plazenta gebildet wird. Bei Mangel
oder Dysbalance der schwangerschaftserhaltenden Hormone
kommt es durch ungenügende Vaskularisation zur unzurei-
chenden Ausbildung der Plazenta. Bei gravierenden Hor-
monstörungen in der Frühgravidität wird unter Wehen und
Blutungen die Fruchtanlage als Abort ausgestoßen.
Bei gesenktem Hormongrad in den höheren Schwangerschafts-
wochen ist eine plazentare Insuffizienz mit Entstehung von
entzündlichen Veränderungen vorprogrammiert. Sie führt zur
Frühgeburt mit vorzeitiger Beendigung der Schwangerschaft.

Somit lassen sich der Abort oder die Frühgeburt mit und ohne
Mangelentwicklung, aber auch der Gestationsdiabetes sowie

schwangerschaftsspezifische Erkrankungen wie die Hypereme-
sis gravidarum oder die Gestose usw. hormonell erklären.

Seltener ist die Lokalisation der Plazenta atypisch wie *beim tiefen Sitz, bei der Plazenta praevia* und der *Cervikalgravidität,* das heißt, in der Grundstimmung war die Schwangerschaft schon fast auf die Seite des Abortes verschoben und sie hat sich im letzten Moment im unteren Uterinsegment bzw. im Cervikalkanal eingenistet.

Aber auch in der Spätschwangerschaft können Hormonstörungen zu Blutungen führen. Dabei kann die Schwangerschaft oft nicht gehalten werden, weil bei dem vorrangigen Gestagenmangel Wehen einsetzen. Dabei können die Entzündungsparameter (CRP, Leuko-zyten) zunächst noch normal sein, denn in der Scheide und auch im Cervikalkanal wird ein tiefsaurer pH-Wert gefunden. Hierbei handelt es sich um ein „überrolltes System", das heißt, die Estrogene sind sehr hoch. Dauert der Zustand an, kann es durch die hohen Estrogene bei Oxytocinanstieg zur Dauerkontraktur des Uterus mit *vorzeitiger Lösung der richtig sitzenden Plazenta* mit allen Folgen wie der Gerin-nungsstörung kommen (siehe unten – Ursachen und Folgen der Ges-tose). Im vaginalen Ultraschall sieht man dann einen geschlossenen oder leicht eröffneten Muttermund mit verkürzter Cervix. Im Cervi-kalabstrich werden beim Hormongrad 3 *B-Streptokokken, Chlamydien* und gegebenenfalls *Sporen* oder *HPV-Viren* gefunden. Oft kommt es dabei zur Frühgeburt des noch zu kleinen Kindes. Auf Grund des Stoffwechselgeschehens der Mutter wird sich auch der Stoffwechsel des Kindes nach dem Vorbild der Mutter umgestellt haben, was zu Adaptationsstörungen beim Kind führt. So ist mit großer Wahr-scheinlichkeit das *Atemnotsyndrom des Kindes* mit der Ausbildung hyaliner Membranen in der Lunge Folge der Stoffwechselstörungen im Kind, da im Hormongrad 3 auf der energiereichen Seite sich das Gewebe verfestigt. Das stört vor allem in der Lunge, da dieses Organ bei den Atemexkursionen auf die Elastizität des Gewebes angewiesen ist. Der Spasmus in den Bronchien bis hinunter zu den kleinsten Verzweigungen führt zum Sekretstau in der Lunge. Damit sind der Infektion Tor und Tür geöffnet, denn im gestauten Sekret können sich die Krankheitserreger am ehesten vermehren.

Besonders gefährlich ist die Infektion mit B-Streptokokken, die zum *Atemnotsyndrom* oder *plötzlichen Kindstod* führen kann. Deshalb muss dem Frühgeborenen sofort ein Antibiotikum verabreicht werden, wenn bei der Mutter im Vaginalsekret B-Streptokokken nachgewiesen wurden.

Die stark proliferativ wirkenden Estrogene, besonders wenn der Estradiolspiegel hoch ist, und die fehlenden oder vermindert gebildeten antiproliferativ wirkenden Gestagene werden sich auf den Stoffwechsel des Kindes auswirken. Sind die Veränderungen sehr stark, kann es zum Absterben des Kindes im Mutterleib kommen. Das geschieht dann, wenn sich im Hormongrad I/3 ein „ausgebranntes System" ausbildet. Der gebildete Sauerstoff im anaeroben Stoffwechsel der Mutter reicht dann nicht aus, das Kind in utero zu versorgen.

Stirbt das Kind nicht ab, kommt es durch den höheren Säuregrad im Gewebe der Organe im Hormongrad I/3 zur Verhärtung des Gewebes. Dadurch entstehen Spasmen in den Ausführungsgängen der parenchymatösen Organe mit Rückstau der Sekrete.

- *Das Atemnotsyndrom des Kindes wird mit hoher Wahrscheinlichkeit durch einen extremen Progesteronmangel bei der plazentaren Hormonproduktion verursacht.*

Die adäquate Wirkung des Progesterons hat das Kortison inne, was bei der Prophylaxe des Atemnotsyndroms genutzt wird. Dadurch werden die Lungenbläschen vor dem Kollabieren geschützt und Atelektasenbildung verhindert. Bei häufiger Betamethasongabe (dreifach oder öfter) wurde ein höheres Infektionsrisiko der Mutter und des Kindes festgestellt. Wahrscheinlich sinkt durch die hohe Dosierung der Hormongrad zu sehr ab, was das Anwachsen von Bakterien begünstigt. Beim einmaligen Behandlungszyklus wurde dieses Risiko nicht nachgewiesen.

2.10.3.1. Die plazentare Insuffizienz

Der Hormonspiegel in der Frühschwangerschaft ist determinierend für die plazentare Leistungsfähigkeit im weiteren Verlauf der Gravidität. Wird die Plazenta mangelhaft ausgebildet, ist dieser Zustand Ursache für Komplikationen in der Schwangerschaft.

Die *plazentare Insuffizienz* schafft das disproportionierte und das proportionierte mangelentwickelte Kind, vorwiegend als Frühgeburt.

Das *proportioniert mangelentwickelte Kind* scheint die Folge einer Hormonstörung der Mutter zu sein, bei der unter Vorhandensein von Estrogenen vorwiegend nur die Gestagene/Schilddrüsenhormone als Wachstumshormone in ausreichender Menge fehlen und dessen Lebenschancen nicht schlecht sind. Das Kind wird zu klein, aber der Reifegrad der Organe im Kind entspricht dem der normal gewichtigen Kinder.

Beim disproportionierten, mit schlechteren Chancen ausgestattete mangelentwickelte Kind fehlen zu den Gestagenen zusätzlich noch die Estrogene. Es wächst nicht und ist zudem auch noch unreif. Es altert schon im Uterus und ist unter anderem am greisenhaften Gesichtsausdruck postpartal zu erkennen.

Die gestörte Schwangerschaft ist eine Krankheit. Sie basiert auf Hormonstörungen, hervorgerufen durch Stress. Deshalb sollte neben den vorgeschriebenen Ultraschalluntersuchungen in regelmäßigen Abständen erneute Ultraschalluntersuchungen (bis zur 28. SSW alle 4 Wochen, dann bis zum Ende der Schwangerschaft alle 2 Wochen) erfolgen, um Frühsymptome einer plazentaren Insuffizienz und Zeichen einer drohenden Frühgeburt zu erkennen. In der Gravidität sind Hormonstörungen eher anzutreffen, da die Wachstumsphase des Kindes mehr Risiken birgt. Dabei reicht es, mittels Ultraschall den Thorax des Kindes zu messen, das Fruchtwasser sowie die Plazenta zu inspizieren und vaginal die Cervixlänge zu messen. Die pH-Wert-Messung in der Scheide und an der Cervix der Mutter sowie die Mikroskopie des Vaginalsekretes runden die Befunde ab. Nur so wird sich die Zahl der Frühgeborenen und Kinder mit Zeichen einer plazentaren Insuffizienz mit allen Spätfolgen reduzieren lassen.

2.10.3.2 Die Gestosen

Die Ursache der *Hyperemesis gravidarum* ist mit großer Wahrscheinlichkeit primär ein Gestagenmangel bei ausreichenden oder erhöhten Estrogenen einschließlich der Stresshormone (eine heiß gelaufene Maschine spuckt – wie eine Schwangere, die an einer Hyperemesis leidet). Die Hyperemesis lässt sich durch das zum Gestagen synergistische Kortisol, was normalerweise aus Gestagenen in der Nebenniere entsteht, sehr gut beeinflussen.

Übrigens ist der Geruchssinn des Menschen hormonabhängig. Gerade in der Frühschwangerschaft ist auf Grund des hohen Estradiols die Schwangere außerordentlich geruchsempfindlich und überempfindlich. Dagegen kann die alte Frau, deren Estrogene gen null gehen, kaum noch Speisen riechen oder schmecken.

Die *Gestose* tritt vor allem bei der jungen schlanken Erstgravida auf, die vor der Schwangerschaft eher eine unregelmäßige Menstruation mit anovulatorischen Zyklen aufwies. Beim anovulatorischen Zyklus ist der Estrogenspiegel meist hoch, während die Gestagene niedrig oder nicht nachweisbar sind. Sicher hängt dieser Zustand unter anderem mit der Ausreifung der Hormonproduzenten im jugendlichen

Körper zusammen. Diese Hormonkonstellation ist aber auch unter Stress nachweisbar.

Steigt in der Schwangerschaft oder unter der Geburt der Stress an, so kann das Hormonsystem aus dem Hormongrad 4 in den Hormongrad 3 auf die energiereiche Seite umbrechen. Dies kann sich langsam ankündigen oder wie der Blitz aus heiterem Himmel kommen. Es entsteht das klassische Bild der *EPH-Gestose* mit den Leitsymptomen, den aus dem Englischen entnommenen Begriff edema (Ödeme), der Proteinurie und der Hypertonie. Sie ist eine schwangerschaftsbedingte Erkrankung, die im letzten Schwangerschaftsdrittel als Spätgestose während der Geburt oder im Wochenbett auftritt, und zwar als Eklampsie im engeren Sinne. Sie kündigt sich in Form der für die Krankheitsbezeichnung typischen Symptome mit starken Kopfschmerzen, Augenflimmern, Magenkrämpfen und Ödemen als drohende Eklampsie an. Der eklamptische Anfall geht mit plötzlichen, „blitzartigen" tonisch-klonischen Krämpfen einher (hohe Estrogene bei fehlenden oder stark abgesunkenen Gestagenen), gefolgt von Bewusstlosigkeit (Burnout). Die Eklampsie kann aber auch ohne Krämpfe primär in ein tiefes Koma übergehen. Beide Formen sind *als Hirnsymptome eines den Gesamtorganismus betreffenden Geschehens,* das sich auch in anderen Organen wie an der Plazenta (Plazentainfarkte, vorzeitige Lösung, plazentare Insuffizienz), den Nieren (als akutes Nierenversagen), der Leber (Nekrosen, Ikterus) manifestieren kann und das vermutlich durch Verkrampfung der Gefäße (Arteriolen und Kapillaren) und/oder Veränderungen der Gefäßpermeabilität bedingt ist.
Diskutiert als Ursache wird auch der Angiotensin-Renin-Mechanismus, der auch bei der Hypertonie außerhalb der Schwangerschaft eine Rolle spielt. Das Angiotensin ist ein blutdrucksteigerndes Gewebshormon, welches aus seiner inaktiven Vorstufe durch das Enzym Renin gebildet wird. Da aber die Gestose eine spezifische Erkrankung der Schwangerschaft ist, wird sie wohl auch durch die Hormone, welche die Schwangerschaft erhalten, verbunden sein.

- *Die Gestosen werden durch die Hormonstörung der schwangerschaftserhaltenden Hormone ausgelöst. Die Ursache liegt also im hormonell gestörten Stoffwechsel, der mit einer Azidose einhergeht.*

Bei diesen Patientinnen finden wir in der Scheide und an der Cervix einen stark sauren pH-Wert bei gestagenem Zellbild. Daraus kann geschlussfolgert werden, dass es sich mit hoher Wahrscheinlichkeit um ein „umgebrochenes, nun ausgebranntes System" im Hormongrad 3 handelt. Damit kommt der Stoffwechsel zum Erliegen.

Als Folge davon nehmen die parenchymatösen Organe des Körpers Schaden – nachweisbar im Anstieg des GPT, der Gamma-GT, der Harnsäure und des Kreatinins. Durch die Azidose mit Verfestigung des Bindegewebes verengen sich die Gefäße. Es entsteht eine arterielle Hypertonie. Das Zusammenziehen der parenchymatösen Organe macht sich in Oberbauchbeschwerden, Nierenschmerzen und migräneartigen Kopfschmerzen bemerkbar. Auch die Ausführungsgänge in den parenchymatösen Organen verengen sich. Es kommt zum Rückstau. Damit steigt die Gamma-GT als Zeichen der Cholestase an. Gleichzeitig ist der Abtransport von harnpflichtigen Substanzen erschwert. Durch Schädigung der Nieren werden diese für die Proteine durchlässig, nachweisbar an der Eiweißausscheidung im Urin. Durch den Eiweißverlust diffundiert das Wasser ins Interstitium. Es bilden sich unter Anstieg des Hämatokrits im Blut interstitielle Ödeme. Durch die nun folgende Verlangsamung des Blutflusses und weiterer Abnahme des ph-Wertes reduzieren sich im Blut die Fließeigenschaften. Es resultiert in den lebenswichtigen Organen das Sludge-Phänomen mit schwerer Gerinnungsstörung und weiteren Zelluntergängen.

Relativer Gestagenüberschuss bei Estrogenmangel führt mit großer Wahrscheinlichkeit zur Pfropfgestose. Betroffen sind vor allem ältere und mehrgebärende Frauen. Ursache sind präexistente Organerkrankungen wie Nephropathien, die durch Hormonstörungen verursacht wurden. Der Diabetes mellitus und präexistierende Hypertonien sind bei absinkendem Hormongrad mit Abfall der Estrogene und Androgene verknüpft. Das überschüssige Gestagen wird in Kortisol umgewandelt, was diabetogen wirkt. Die Symptome treten meistens bereits vor der 24. SSW auf und haben häufig einen schweren Verlauf. Durch den allgemeinen Hormonmangel tritt die plazentare Insuffizienz so gut wie immer schon im zweiten Schwangerschaftsdrittel auf. Die Hormonstörung bei der Pfropfgestose entspricht der des frühen Klimakteriums.

- *Die Gestosen in der Schwangerschaft sind in ihrer Pathogenese mit großer Sicherheit Erkrankungen, die durch Hormonstörungen (Überschuss/Mangel) verursacht werden, welche zur Stoffwechselentgleisung führen. Ursache ist so gut wie immer der übergroße Stress in der Schwangerschaft, aber auch die vor der Schwangerschaft existierende Hormonstörung.*

Unter großzügiger Arbeitsunfähigkeitsschreibung und durch vorwiegende Bettruhe („Abkühlen der heiß gelaufenen Maschine"), gegebenenfalls gepaart mit einer Hospitalisierung mit entsprechender Therapie, kann sich das Hormonsystem wieder erholen und die Gestose günstig beeinflusst werden.

Auch während der Frühgravidität, in der sich die Plazenta ausbildet, sollte die Schwangere Stresssituationen meiden.

Der eklamptische Anfall wird notfallmäßig mit hohen Dosen von Magnesium behandelt. Magnesium als alkalisch wirkendes Mineral bindet die sauren Valenzen im Körper und senkt damit auch die Krampfbereitschaft. Somit normalisieren sich die Stoffwechselvorgänge.

Aus vielen Untersuchungen weiß ich, dass unter einer Magnesiumtherapie bei Frühsymptomen der Gestose in der Schwangerschaft die Azidose in der Scheide und im Cervikalkanal günstig beeinflusst wird, das heißt, der pH-Wert steigt an. So habe ich in den letzten Jahren unter dieser Therapie kaum eine manifeste Gestose gesehen.

Umgekehrt wird Magnesium bei Wehenbereitschaft nicht von Frauen vertragen, die über einen höheren pH-Wert in der Scheide (über 4,5) verfügen. Sie reagieren mit Übelkeit, Erbrechen und Durchfall, was durch die entsprechende Gabe von Calcium als Antidot kompensiert werden kann.

2.10.3.3. Der Gestationsdiabetes

Beweisend dafür, dass die Hormone miteinander in ihrer Wirkung verbunden sind und andere Hormonstörungen auch mit zum Diabetes führen, ist, dass es neben „dem primären und sekundär pankreatopriven Diabetes auch einen sekundär extrapankreatisch-endokrinen Diabetes gibt. Die letztgenannte Form des Diabetes entsteht bei Hypersomatotropismus (STH-Anstieg bei Akromegalie), bei Hyperadrenalismus (Cushing-Syndrom, Conn-Syndrom, Phäochromozytom), bei der Hyperthyreose und beim Glucagonom mit Bildung kontrainsulinärer Hormone" (in Anlehnung an „Endokrinologie und Stoffwechsel" von D. Reinwein, G. Benker, F. Jockenhövel, Georg Thieme Verlag, 2000, Seite 303).

Der Diabetes mellitus ist eine komplexe Hormonstörung.

■　　*Damit ist das Entstehen von genetischen Syndromen eng mit den Hormonen verknüpft und greift somit aus der inneren Medizin in die Frauenheilkunde über. Diese Tatsache zeigt sehr gut, dass der Stoffwechsel den Hormonen untergeordnet ist.*

Auch durch Medikamente kann „ein Diabetes nach exogener Hormonzufuhr wie STH, ACTH/Kortikoidhormone (Steroid-Diabetes), Schilddrüsenhormone, aber auch durch die Gabe von Benzothiadiazine induziert werden" (in Anlehnung an „Endokrinologie und Stoffwechsel", Seite 303 wie oben).

Liegt ein Diabetes mellitus vor, sind auch Störungen im Bereich der Geschlechtshormone zu erwarten, denn eine diabetische Frau hat häufiger Zyklusstörungen und wird schwerer schwanger.

Wir unterscheiden beim *Diabetes den Typ 1*, wobei die Hormonproduzenten in den Langerhans'schen Inseln im Pankreas zerstört worden sind und die Insulinproduktion sistiert, vom Typ 2. Während der Diabetes Typ 1 im Kindesalter oder frühen Erwachsenenalter entsteht, tritt der *Diabetes Typ 2* erst im höheren Lebensalter auf und liegt an einer vorzeitigen Erschöpfung der hormonellen Produktion des Insulins.

Beide Typen des Diabetes sind in der Schwangerschaft möglich. Dabei ist die Diabetikerin Typ 1 schon vor der Schwangerschaft bekannt. Sie wird normalerweise schon vor der Schwangerschaft mit Insulin entsprechend den Richtlinien eingestellt und während der Gravidität betreut.

Ein insulinabhängiger Diabetes Typ 1 entsteht, „wenn das natürliche Abwehrsystem des Körpers gegen Viren und Bakterien beginnt, die insulinproduzierenden Zellen der Bauchspeicheldrüse zu zerstören" (**www.diabetes.de**, Leben mit Diabetes).
Es ist heute noch unbekannt, was einen Diabetes Typ 1 verursacht bzw. eine derartige Zerstörung der insulinproduzierenden Zellen im Pankreas hervorruft.

Mit großer Wahrscheinlichkeit hat der Diabetes Typ 1 mit weiterreichenden Hormonstörungen zu tun.

Deshalb müssen wir uns mit theoretischen Überlegungen an den Modellbildern des Hormonberges und des Ofens behelfen.

Wenn die Stresshormone durch ausgeprägten Stress ansteigen, wird das hormonelle System auf der energiereichen Seite in den Überfluss und dann in das Chaos geraten. Vorstellbar ist auch das Entstehen des Diabetes Typ 1 im jugendlichen Alter bei den Mädchen mit anovulatorischen Zyklen, das heißt, das Progesteron als sogenannte Rückzugfeder, was das Gleichgewicht wiederherstellen könnte, fehlt, sodass das Hormonsystem auf Grund der hohen Estrogene auf die energiereiche Seite umbricht. Damit wird zu viel Sauerstoff in die Zellen hineingelassen.

Wie wir wissen, ist das Insulin der Schlüssel, mit dessen Hilfe Glucose in die Zellen eintreten kann. In den Langerhans'schen Inseln wird das Insulin gebildet. Es ist vorstellbar, dass in diese Zellen mehr Glucose hineingelassen wird als in andere Zellen.

Steigt die Sauerstoffkonzentration durch hohe Estrogene in diesen Zellen an, wird der Glucosestoffwechsel überstürzt ablaufen. Durch die Überhitzung bei Fehlen des bremsenden Gestagens werden gerade diese Zellen ausbrennen. In den zerstörten insulinproduzierenden Zellen kann dann kein Insulin mehr produziert werden. Es muss exogen substituiert werden.

Da dies theoretische Überlegungen sind, müssen sie bewiesen oder dementiert werden. Aber logisch und vorstellbar ist es schon, wenn wir uns an das Modell des Hormonberges (Hormone) und des Ofens (Stoffwechsel) erinnern.

Beim *Diabetes Typ 2*, der progressiv verläuft, ist neben der Insulinproduktion auch die Hormonproduktion der Estrogene, Androgene und auch Gestagene gestört. Er tritt im Erwachsenenalter auf, wenn die Hormonproduktion in den Drüsen zu sinken beginnt, bei der Frau vor allem postmenopausal.

Wenn in der Schwangerschaft die Estrogene, die für das Ausreifen der Organe maßgeblich verantwortlich sind, in ausreichender Menge fehlen, werden vor allem die Schilddrüsenhormone, aber auch die Gestagene das Wachstum des Kindes vorantreiben. Das Kind wächst bei hohem Zuckerangebot überproportional.

Durch das erhöhte Zuckerangebot im Blut bei Insulinmangel der Mutter kommt es zur Makrosomie des Kindes entsprechend der Adipositas der postmenopausalen Diabetikerin.

Der Diabetes mellitus Typ 2 kann im führenden Hormongrad 3 auf der energieärmeren Seite entstehen, aber auch im Hormongrad 2.

Mit hoher Wahrscheinlichkeit werden neben dem Insulin die Androgene und damit auch das Estradiol vermindert gebildet. Das erklärt die größere Infektanfälligkeit der Diabetiker, auch in der Schwangerschaft. Da im niederen Hormongrad vor allem die Kokken wachsen, hat es der Diabetiker schwerer, sich gegen Infektionen zu wehren.

Der Diabetes Typ 2 entwickelt sich schleichend im zweiten und vor allem dritten Trimenon, in dem das Insulin entsprechend den erhöhten Anforderungen in der Schwangerschaft in den Langerhans'schen Inseln nicht gebildet werden kann. Er wird erst bei einer Glucosurie oder im Ultraschall durch die Makrosomie des Kindes sowie am Hydramnion entdeckt, das heißt erst dann, wenn den Zellen Insulin fehlt, um die Glucose im mütterlichen Organismus zu verstoffwechseln. Der großzügig durchgeführte orale Glucose-Toleranz-Test kann die Diagnose eher sichern.

Wir wissen, dass beim Diabetes die Hormonrezeptoren für das Insulin verloren gehen können, was mit großer Wahrscheinlichkeit auch mit durch einen Mangel an Estrogenen, Gestagenen und Androgenen hervorgerufen wird.

Das Kortisol scheint ein direkter Gegenspieler des Insulins zu sein, das heißt, es bremst die Insulinwirkung ab oder vermindert dessen Bildung, aber auch die Bildung von DHEA, einer Vorstufe des Testosterons. Das Ungleichgewicht der Hormone führt am ehesten zum

Diabetes, wenn aus den Gestagenen in der Nebenniere vermehrt Kortisol gebildet wird.

Nach der Beendigung der Schwangerschaft ist so gut wie immer am vierten Tag im Wochenbett der Diabetes nicht mehr nachweisbar. Während die normale Schwangerschaft für den Körper der Frau eine physiologische Stresssituation darstellt, ist der Gestationsdiabetes vom Typ 2 als eine Überforderung des Körpers der Schwangeren anzusehen, was zu einer Erkrankung führt, die sonst mehr oder weniger im Alter auftritt.

Aus der Antikonzeption ist bekannt, dass die Diabetiker entweder die Minipille oder eine niedrig dosierte Mikropille am ehesten vertragen.
Entsprechend meinen Erfahrungen vertrug die Diabetikerin vom Typ 1 am besten eine niedrig dosierte antiandrogene Pille, während die Diabetikerin vom Typ 2 am besten eine niedrig dosierte Pille mit androgener Restwirkung tolerierte.
Beim Diabetes Typ 1 wurde die Minipille oft nicht vertragen, da die Estrogene darunter noch erhöht nachgewiesen wurden, dagegen wurden beim Typ 2 Diabetes eher erniedrigte Werte vom Estradiol unter der Minipille gefunden, was den Unterschied beider Diabetesarten deutlich macht.

2.10.3.4. Weitere schwangerschaftsspezifische Erkrankungen

In der Schwangerschaft sind alle Erkrankungen wie außerhalb der Gravidität durch Hormonstörungen erklärbar.

Wenn einem Kind bereits veränderte Gene vererbt werden, dann liegt oder lag es am Stress unterschiedlichster Genese der Eltern oder Großeltern, die über eine Hormonstörung zur Mutation der Gene führen oder führten und phänotypisch auf das werdende Kind übertragen werden.

Denkbar ist auch eine prekäre Hormonsituation zum Zeitpunkt der Empfängnis, vor allem bei der Mutter (siehe zum Beispiel ältere Mutter beim Mongolismus), aber auch zu einem späteren Zeitpunkt während der Schwangerschaft.

Unter extremen Belastungssituationen wie großer und anhaltender physischer und psychischer Stress jeglicher Genese entstehen auch in der Schwangerschaft Hormonstörungen, die den Hormongrad verschieben und über Veränderungen des Stoffwechsels zu verzögerten oder überschnellen Wachstums- und Alterungsvorgängen führen.

Entscheidend dabei ist die Hormonsituation in der Frühgravidität, in der die Plazenta gebildet wird. Wenn sich die Plazenta auf Grund von gravierenden Hormonstörungen mangelhaft ausbildet, wird viel eher eine plazentare Insuffizienz in der Spätschwangerschaft die Folge sein.

Fehler in der organischen Organisation in der embryonalen Entwicklung, die gehäuft zum Abort führen, haben ihre Ursachen in der Verlangsamung bzw. in der Beschleunigung der mütterlichen Stoffwechselvorgänge, die vor allem hormonell durch die Estrogene und Gestagene und durch die Schilddrüse gesteuert werden.

Die Frauen haben mit und ohne IVF bei dieser Hormonkonstellation eher *Mehrlingsschwangerschaften*. Das liegt am Entstehen mehrerer Follikel oder an der schnelleren Zellteilung. Sicher ist dies auch der Grund für die individuelle und familiäre Häufung von Mehrlingsschwangerschaften.

Im weiteren Verlauf der Schwangerschaft kann im vaginalen Ultraschall ein vergrößerter Dottersack (über 5 mm) mit oder ohne Fruchtanlage gefunden werden. Häufig ist dies verbunden mit einer *Tachykardie oder Tachyarrhythmie des Embryos*. Dabei sterben die Embryonen in diesem Stadium eher ab.

Auch das Entstehen der *Blasenmole* mit der Übergröße der Plazenta mit Zotten aus traubenförmigen Bläschen bis hin zum Chorionepitheliom lassen sich durch einen gesteigerten Stoffwechsel erklären. Übrigens habe ich in meinem Patientinnengut seit Jahren keine einzige Blasenmole mehr erlebt, was wohl auf die rechtzeitige Ausräumung der Fruchtanlage bei abgestorbener Frucht zurückzuführen ist. Zu verdanken ist dies dem großzügig in der Frühschwangerschaft durchgeführten vaginalen Ultraschall, der als einzige Untersuchungsmöglichkeit diesen Zustand frühzeitig offenbart.

- *Schwerwiegende Hormonstörungen in der Schwangerschaft erklären die genetischen Veränderungen beim Kind, die oft mit Störungen in der Organentwicklung wie vermehrtes Auftreten von Herzfehlern, Hirn- und Nierenmissbildungen und Vermehrung oder Verringerung des Fruchtwassers einhergehen.*

Hormonstörungen erklären das Entstehen von schweren *Herzfehlern* durch die schnellere oder langsamere Drehung des Herzschlauches in der Embryonalphase einschließlich falscher Gefäßanbindung und das *Offenbleiben von Körperhöhlen oder deren Nichtverschluss* wie das offene Foramen ovale, Zwerchfelldefekte, Bauchwand- und Thoraxdefekte sowie Myelomeningocelen, nachweisbar im sehr niedrigen oder sehr hohen pH-Wert in der Scheide der Schwangeren.

Durch Hormonstörungen bei der Mutter entstehen mit hoher Wahrscheinlichkeit Fehler in der Anlage im Urogenitaltrakt. Damit sind Hormonstörungen im weiteren Verlauf des Lebens der Frucht vorprogrammiert. Das hat mit Sicherheit auch Auswirkungen auf die nächste und übernächste Generation *(Degenerationseffekt)*.

Die Extremitäten wachsen ab der 8. Schwangerschaftswoche aus dem Embryo. Verstärktes Wachstum der Extremitäten tritt, nachweisbar im Ultraschall, in der 10. SSW auf. Wenn die Schwangere ausgesprochenen Stress in dieser Zeit hat, was zum Absinken der

Hormone in diesem Zeitraum führt, ist die Wahrscheinlichkeit, dass die Extremitäten im Wachstum zurückbleiben, relativ groß.

2.10.3.5. Gedanken zur Entstehung von Lageanomalien

Hormonstörungen führen zum *Uterus bicornis*. Wie mir durch den vaginalen Ultraschall bei der Pillengabe bekannt ist, führen Pillen mit relativ hohem Ethinylestradiol zu dieser Verformung des Uterus. Verursacht wird der Uterus bicornis durch ein Zusammenziehen der Muskulatur. In der Scheide wird dabei ein sehr niedriger pH-Wert gemessen. Wird eine Pille gegeben, die niedrig im Ethinylestradiol-bereich ist, verschwindet der Uterus bicornis und der pH-Wert steigt in der Scheide wieder an.

Dieser gleiche Effekt lässt sich in der Schwangerschaft nachweisen. Physiologisch ist dies wohl in der Frühgravidität und ist als Piskatschek'sche Ausladung bekannt und liegt am Estrogen betonten Wachstum an der Stelle, wo sich die Schwangerschaft eingenistet hat.

Deshalb liegen auch die Foeten bis zur 28. SSW meist in *Beckenend-lage,* um sich später in Schädellage zu drehen. Bleibt aber die Drehung, so wie es bei der jugendlichen Erstgravida häufiger der Fall ist, aus und persistiert die Beckenendlage, wird sie schließlich zum geburtshelferischen Problem, was fast immer bei der Erstgravida mit einem Kaiserschnitt endet. Verursacht wird die Beckenendlage am ehesten durch hohe Estrogene, indem der Foetus gezwungen wird, sich im Uterus bicornis in dieser Lage einzustellen.

Aus gleichem Grund sind die Kinder in der ersten Schwangerschaft kleiner als die nachfolgend Geborenen.

Beim *brachycephalen Kopf,* wo eher ein tiefer Querstand geburtsme-chanisch auftritt, wird im Ultraschall eher vermehrtes, klares Fruchtwasser gefunden und es sind keine Verkalkungen an der Plazenta nachweisbar. Der Hormongrad 4 ist führend.

Beim *dolichocephalen Kopf,* der eher zum hohen Geradstand führt, ist weniger, bereits getrübtes Fruchtwasser vorhanden. Dabei zeigen sich intrauterin Verkalkungen an der Plazenta, das heißt, die Plazenta altert eher. Der pH-Wert in der Scheide ist immer sehr niedrig. Dabei ist der Hormongrad 3 führend.

Lässt sich durch Hormonstörungen auch die Entstehung eines *Hydrocephalus,* verbunden mit höherem pH-Wert und vermehrtem Fruchtwasser, oder als stärkerer Schaden, der *Mikrocephalus, verbunden mit niedrigem pH-Wert und vermindertem Fruchtwasser,* erklären? Erklärt es das *Lemon-sign-Syndrom* und die kleiner gemessenen Köpfe bei BEL? Hilft sich so die Natur, die Geburt zu einem glücklichen Ende voranzutreiben, indem das kleinere Köpfchen besser durch den Geburtskanal bei Beckenendlagen passt?

Querlagen treten meist bei Mehrgebärenden auf. Dabei werden oft Symptome, die der Frühgeburt als Zeichen des Hormonmangels (Estrogen- und Gestagenmangel) in der Schwangerschaft zugeordnet werden können, gefunden. Die Cervix ist weich, der pH-Wert in der Scheide höher und oft finden sich Zeichen einer Infektion in der Scheide. Wahrscheinlich ist die Querlage eine Hilfe der Natur, indem sich das Kind quer stellt, damit es nicht aus dem Uterus herausgetrieben werden kann und der Druck auf das untere Uterinsegment nachlässt.

2.10.3.6. Extragenitale Beschwerden in der Schwangerschaft

Durch die Weitstellung der Gefäße ist den Schwangeren durch die Orthostase oft schwindlig. Sie klagen über *Kopfschmerzen* und *Kreislaufbeschwerden* und erleiden besonders in der Frühschwangerschaft nicht selten einen *Kreislaufkollaps.* Das kommt daher, dass das Verhältnis der Estrogene zu Gestagenen zu Gunsten der Estrogene und bei Stress zu Gunsten der Stresshormone mit Absinken des Hormongrades verschoben ist.

Varizen in der Schwangerschaft entstehen durch eine orthostatische Dysregulation mit Klappeninsuffizienz durch Estrogenüberschuss und seine ersetzenden Hormone (Androgenanstieg, Prolaktinanstieg, Hypothyreose) mit Erweiterung der Gefäße im venösen System, vor allen in den Beinen, aber auch an der Vulva. Begünstigt wird der Rückstau durch den vergrößerten Uterus und das Weichwerden der Gefäße durch den Einfluss vermehrter Estrogene bei Mangel an Gestagenen. Ist der Gestagenmangel sehr hoch, dann wird die Schilddrüse mit vermehrter Hormonproduktion einspringen. Durch die hohen Estrogene bilden sich unter vermehrte Proliferation an den Gefäßwänden der Venen knotige Verdickungen. Es entstehen Varizen.

Zur Prophylaxe der Thrombose und der Embolie wird in der Schwangerschaft nicht plazentagängiges Heparin gegeben, was in der Wirkung ähnlich der des Gestagens ist. Neben dem Effekt der Gerinnungshemmung scheint es auch einen Effekt auf die Gefäßwand zu haben, indem die Gefäßlumina verengt werden und damit der Blutfluss beschleunigt wird.

Unter üblicher Anwendung des Heparins kann es trotzdem noch zur Thrombose kommen. Bei längerer Anwendung steigt die Gefahr der Entstehung einer Osteoporose. In der Literatur wird auch eine erhöhte Abort- und Totgeburtenrate unter Heparin beschrieben. Vom reinen Logischen her entsteht die Osteoporose unter Heparin durch den ansäuernden Effekt, was ein Herauslösen des Calciums aus dem Knochen bei Estrogenmangel bewirkt. Das Absterben des Embryos oder des Foetus wird wohl eher durch hohe Estrogenwerte bei fehlendem oder mangelhaft gebildetem Progesteron verursacht werden, das heißt, der anaerobe Stoffwechsel reicht nicht aus, um die Schwangerschaft aufrechtzuerhalten.

Normalerweise ist die gesunde Schwangere, die sich auch ausreichend ernährt, in der Lage, das Calcium für das kindliche Skelett bereitzustellen, welches sie aus ihren Knochen mobilisiert und durch Nahrungsaufnahme zu sich nimmt. Dabei klagt die gesunde Schwangere nicht über Knochenschmerzen.

Bei Hormonstörungen in der Schwangerschaft sieht es anders aus. Dabei kommt es zu verstärkten Beschwerden wie *Gelenkschmerzen* und *ischialgiformen Beschwerden* entsprechend den vorn beschriebenen Symptomen. Ursache ist die vermehrte Auflockerung der Bänder bei Gestagenmangel. Bei Schwangeren mit *Knochenschmerzen* und einem erhöhten pH-Wert in der Scheide lindert Calcium diese.

Durch das weitere Absinken der Estrogene und auch der Gestagene kann ein *Small-for-Date-Baby* mit Oligohydramnie entstehen oder der Foetus nimmt in utero durch einen katabolen Stoffwechsel ab. Auffällig ist dann die kleine und verkalkte Plazenta. Die Kleinheit der Plazenta spricht für ihre mangelhafte Entwicklung, die wohl schon in der Frühgravidität programmiert wird. Aber dort ist die Plazenta noch nicht verkalkt. Der Kalkgehalt in der Plazenta ist später entstanden, nämlich über eine vorzeitige Alterung und durch ein Überangebot von Calcium aus den Knochen der Mutter. Damit handelt es sich um ein Hormonmangelsymptom.

Es ist unmöglich, in einer Kurzfassung auf alle Erkrankungen und Probleme in der Schwangerschaft einzugehen.

- *Die Frage drängt sich aber auf: Warum wissen wir so wenig über unsere Hormone, auch über die Hormone in der Schwangerschaft? Es liegt wohl daran, dass sie kaum gemessen werden. Verursacht werden die Erkrankungen vor allem durch übermäßigen Stress.*

  Dieser muss von der Schwangeren fern gehalten werden, damit es nicht erst zur Hormonstörung kommt, um unsere

Nachkommenschaft nicht zu gefährden. Das Gleiche gilt für unsere Kinder und für unsere Jugend.
Viele Erkrankungen kommen mit der Pubertät oder verschwinden mit der Pubertät. Das beweist ihre Hormonabhängigkeit.

2.11. Einfluss unserer Medikamente auf die Hormonsituation und den Stoffwechsel

Die Hormonproduktion wird wesentlich durch die Umwelt geprägt. Sie ist abhängig von den klimatischen Bedingungen und den Jahreszeiten, *vor allem von dem Sonnenlicht mit seiner Wärme, nachweisbar auch am Knochenstoffwechsel.*

Werden die *D-Vitamine* mit den Steroidhormonen verglichen, so fällt auf, dass sie den gleichen chemischen Aufbau haben. Wahrscheinlich sind diese Vitamine gar keine Vitamine, sondern Hormone. Mit Calcium gegeben verhindern sie die Entstehung einer Osteoporose, wenn der Abbau der Knochen durch den estrogenen Schutz nicht mehr gewährleistet ist.

Unsere Arzneimittel einschließlich der Vitamine, Mineralien und Enzyme, nehmen rückwirkend über den Stoffwechsel Einfluss auf die Hormone, sie sind aber diesen untergeordnet (siehe Tabelle 1 im Anhang, Seite 104, „Stoffwechseleffekte des Insulins").

Die Nebenwirkungen der Arzneimittel, deren Symptome sich alle ähneln, sind mit hoher Wahrscheinlichkeit verantwortlich für Verschiebungen der individuellen Hormonkonstellation in den pathologischen Bereich (Über- bzw. Unterdosierung, gegenseitige, oft nicht abschätzbare Interaktionen und Interferenzen der Medikamente untereinander).

- *Unsere jetzige pharmakologische Therapie ist ausgerichtet auf das Behandeln von einzelnen Symptomen in den jeweiligen Fachrichtungen. Für jedes Krankheitssymptom wird fachbezogen das entsprechende Medikament verordnet. So kommt es, dass bei den alternden und multimorbiden Menschen häufig viele Medikamente gegeben werden müssen. Diese Medikamente beeinflussen sich aber gegenseitig und leider nicht immer zum Vorteil, sondern manchmal auch zum Nachteil der Patienten.*

Genialer in der *Langzeitmedizin* wäre es, die Hormone der Patienten in den Normalbereich zu führen, um eine generelle Beschwerdefreiheit zu erlangen, auch um die Rezidivrate bei chronischen Erkrankungen zu senken.

Möglicherweise ist bei der Langzeittherapie der bessere Angriffspunkt der Hormontherapie die Hypothalamus-Hypophysen-Achse, wenn die Stimulation der peripheren Drüsen noch möglich ist.

Auch bei völligem Verlust oder zeitweisem Versagen einer zentralen oder peripheren Hormondrüse sollten die Hormone der peripheren Drüsen wie beim Ersatz der Schilddrüsenhormone bei der hypophysären Hypothyreose im Alter oder des Insulins beim Diabetes ersetzt werden.

In der Notfallmedizin wird auf die beiden lebensrettenden Hormone Adrenalin und Kortisol aus der Nebenniere zurückgegriffen.

In der *Akuttherapie* helfen eher Medikamente aus der klassischen Medizin durch den schnelleren Wirkungseintritt. Auch auf den chirurgischen Eingriff im Notfall kann nicht verzichtet werden, aber dessen Einsatz wird sich reduzieren lassen. In der postoperativen Phase könnte möglicherweise durch die Substitution von Hormonen eine schnellere Heilung erzielt werden.

3. Schlussbetrachtung und Ausblick

Die Scheide ist wie ein offenes Fenster, da der Frauenarzt im gewonnenen Vaginalsmear unmittelbar die hormonelle Situation der Patientin unter dem Mikroskop betrachten kann. Aus meiner gynäkologischen Praxis wurde mir dadurch offenkundig:

1. In der Scheide gibt es vier Hormongrade. Die Summe aller Hormone ist für die Hormongrade im Scheidenepithel verantwortlich. Dabei werden normalerweise sinusrhythmusartig beim zirkadianen Tagesrhythmus zwei bis mehrere Hormongrade durchlaufen.
2. Die Hormone als Biokatalysatoren des Lebens stehen über dem Stoffwechsel, das heißt, sie dirigieren den Stoffwechsel.
3. Die Hormonstörungen entstehen über den Stress des Individuums, der über den Cortex wahrgenommen und über den Thalamus (Tor des Bewusstseins) und Hypothalamus-Hypophysen-Achse (Steuerung der Hormondrüsen) weitergeleitet wird.
4. Bei positivem Stress steigt die Hormonproduktion an. Damit wird der Stoffwechsel angetrieben und das Individuum wird leistungsfähiger (Trainingseffekt). Das geht aber nur bis zu einem gewissen Grad.
5. Wird der Stress übermäßig stark, werden zunächst aus dem Cholesterin über die Gestagene die lebenserhaltenden Hormone gebildet (Glukokortikoide, Mineralokortikoide), dann die Geschlechtshormone. Deshalb sinken bei dauerhaftem und negativem Stress am ehesten die Geschlechtshormone (Androgene, Estrogene) wie bei der natürlichen Alterung ab. Das hat den Sinn, den Körper bei starkem Stress vor einer Überforderung wie einer Schwangerschaft zu schützen. Damit nimmt aber auch die Leistungsfähigkeit des Individuums ab, denn:

6. Hormonstörungen führen zwangsläufig zu Stoffwechselstörungen.

7. Erkrankungen entstehen durch Hormonstörungen im Sinne einer Bioresonanz der Hormonrezeptoren in den einzelnen Organen bzw. Organsystemen.

8. Das Carcinom entsteht über den Überfluss der Hormone, der über das Chaos der Hormonstörung zu genetischen Veränderungen mit chaotischen Wachstum in einzelnen Organen führt. So ist das eher bei den jüngeren Menschen. Beim alten Menschen entsteht am ehesten das Carcinom durch einen extremen Hormonmangel, in dem der Körper nochmals alle Hormonreserven zusammennimmt, um dem Tod zu entrinnen. Beides, der Überfluss wie der Mangel, führen zum burnout (alleiniger Hormongrad 3). Als ultima ratio wird der Stoffwechsel in einen anaeroben Stoffwechsel umgeschaltet. Nur so kann der Körper unter Sauerstoffmangel die lebensfeindlichen Zeiten für einige Zeit überstehen. Das bedeutet aber einen erheblichen Energieverlust.

9. Die beste körpereigene Abwehr wurde im Hormongrad 3-4 im nicht chaotischen System mit geordnetem Wachstum gefunden. Im alleinigen Hormongrad 3 im ausgebrannten System aber bricht die körpereigene Abwehr zusammen, mit großer Wahrscheinlichkeit nachweisbar an den „T-Helfer-Zellen im Immunstatus, indem sie unter den kritischen Wert von 200/µl abfallen" (LADR GmbH, Medizinisches Versorgungszentrum Baden-Baden). Damit finden die Bakterien, Pilze und Viren, die selbst mutieren können, ein ausgezeichnetes Medium, sich zu vermehren. Ob die Viren wirklich dann den Stoffwechsel in den Zellen zur Krebszelle hin umprogrammieren können oder ob sie unter den hormonell gegebenen Stoffwechselbedingungen eher als Indikator fungieren, kann ich nicht entscheiden. Ich tendiere eher zur letzteren Möglichkeit, denn die Natur macht es uns vor. Erst wenn die hormonell gesteuerten Stoffwechselbedingungen sich

zum positiven ändern, kann der Körper die Erkrankung überwinden. So ähnlich denkt man auch in der chinesischen Medizin und in der Naturheilkunde (Aktivierung der Selbstheilungskräfte).

10. Unsere Arzneimittel greifen mit großer Sicherheit in den Stoffwechsel unter Änderung des Hormongrades des Individuums ein und entziehen unter anderem den Keimen ihren Nährboden zum Wachstum und zur Vermehrung. Das gleiche erreicht man mit der Bioresonanztherapie.

11. Die Medizin als Wissenschaft der frühestmöglichen Erkennung der Ursachen und Auswirkungen von Gesundheitsstörungen sowie deren Behandlung muss die Hormondiagnostik und -therapie stärker einbeziehen und erforschen. Dabei muss in der Erforschung der Hormone dem Stoffwechsel, der Mikrobiologie, der Immunologie, der Genetik und der Wirkungen unserer Arzneimittel Aufmerksamkeit geschenkt werden, da es offensichtliche Zusammenhänge gibt.

12. „Mens sana in corpore sano" – das sagte man schon im alten Rom. Dazu gehört in unserer Zeit ein möglich sorgen- und stressfreies Umfeld, auch um eine gesunde Nachkommenschaft zu sichern.

4. Anhang

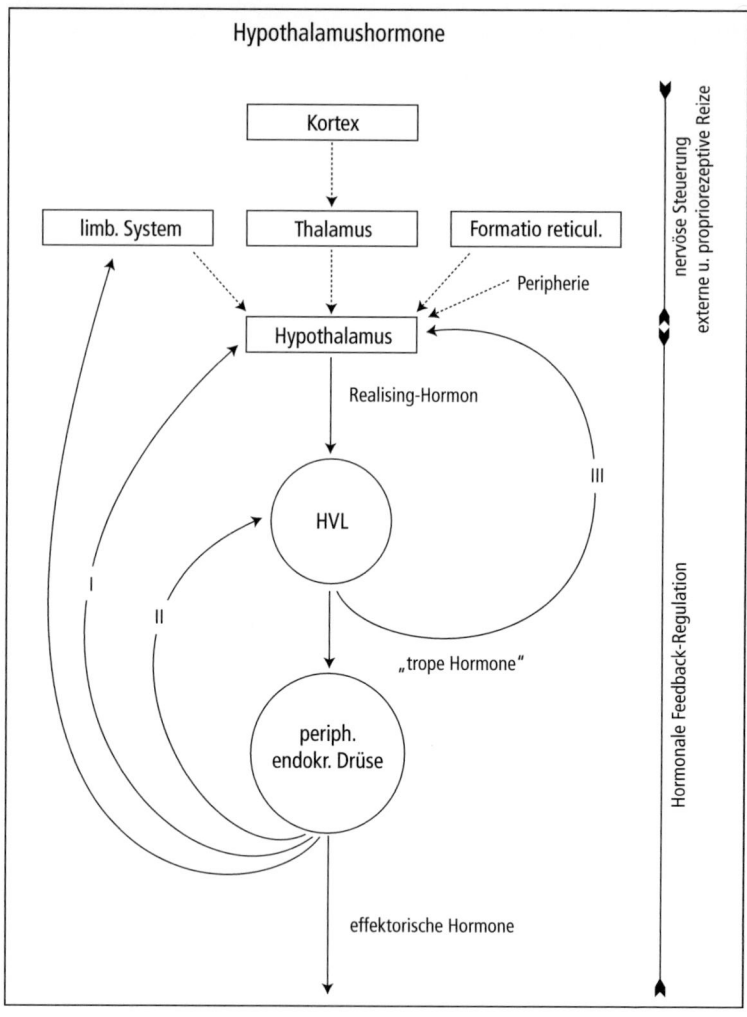

Abbildung 2: Integration nervöser und hormonaler Signale im Hypothalamus:
I, II, III = Rückkopplungsmechanismen
Lit.: K. HIERHOLZER in GAUER/KRAMER/JUNG: Physiologie des Menschen,
Band 18; Urban und Schwarzenberg, München 1977

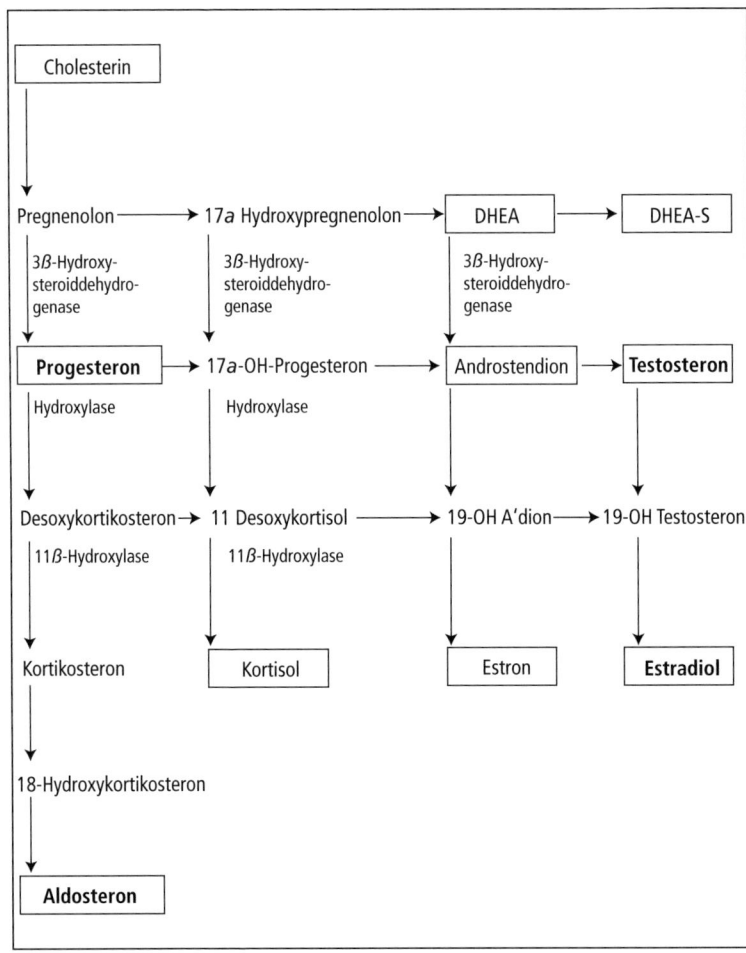

Abbildung 3: Die Gestagene, Androgene, Estrogene, Glukokortikoide und Mineralokortikoide als sogenannte Steroidhormone entstehen aus dem Cholesterin (in Anlehnung an Abbildung 17.1, Seite 553, in K. Goeke, J. Steller, A. Valet Klinikleitfaden Gynäkologie und Geburtshilfe, 5. Auflage, August 2000, Verlag Urban und Fischer)

Stoffwechseleffekte des Insulins			
Stoffwechselweg	Effekt	Mechanismus	Hauptorgane
1. Glucose-transport	+	unbekannt	Muskel, Fettgewebe
2. Aminosäuren-transport	+	unbekannt	Muskel, Fettgewebe
3. Kalium-transport	+	unbekannt, evtl. in Verbindung mit Glucosetransport	Leber, Muskulatur
4. Glucose-oxidation	+	vermehrte Glucosebereitstellung in der Zelle	Muskulatur, Fettgewebe
5. Glykogen-synthese	+	vermehrte Glucosebereitstellung in der Zelle, Aktivierung der Glykogensynthetase durch Dephosphorylierung des Enzyms	Muskel, Leber
6. Fettsäure-synthese	+	wie 4.; dazu Senkung von Acyl-CoA, vermehrt Azethyl-CoA aus Glucose infolge von Pyrovatdehydrogenase-Aktivierung; Enthemmung der Azetyl-CoA-Karboxylase	Fettgewebe, Leber
7. Lipidsynthese	+	wie 4.; dazu Bereitstellung von Alpha-Glycerophosphat aus Glucose	Fettgewebe, Leber, Muskulatur
8. Protein-synthese	+	Ribosomenaktivierung (Translation von messenger-RNS)	Muskel, Fibroblasten
9. Lipolyse	-	antagonistisch zu lipolytischen Hormonen; Hemmung von Adenylatzyklase	Fettgewebe, Leber
10. Ketogenese	-	Hemmung der Bereitstellung von Fettsäuren durch Antilipolyse	Leber
11. Gluconeo-genese u. Glykogenolyse	-	Hemmung der glycagonstimulierten Glucosefreisetzung; Hemmung der Adenylatzyklase	Leber
12. Proteolyse	-	unbekannt, in der Leber Hemmung der Harnstoffbildung durch verminderte Bereitstellung von Aminosäuren	Leber, Muskel

Tabelle 1: PETRIDES/WEISS/LÖFFLER/WIELAND: Diabetes mellitus,
4. Aufl. in Urban & Schwarzenberg, München 1984

Hormonsituation im Vergleich mit Schwangerschaft:					
bis 16. SSW	17. bis 29. SSW	29. bis 38. SSW	39. bis.41. SSW	41. SSW	
Ausdifferen-zierung der Organe	Wachstum und Reifung der Organe	verstärktes Wachstum Ausreifung der Organe	Wachstum sistiert unter Progesteronab-fall, es zeichnet **PARTUS**	Foetus verliert an Gewicht = Übertragung	Foetus stirbt ab durch die planzen-tare Insuf-fizienz
Frühling	Sommer	Spät-sommer	Herbst: Es wer-den die Früchte geerntet	Spätherbst	Winter

Tabelle 2: Vergleich der Schwangerschaft
mit den vier Jahreszeiten in der Natur